北京儿童医院
BEIJING CHILDREN'S HOSPITAL

福棠儿童医学发展研究中心
FUTANG RESEARCH CENTER
OF PEDIATRIC DEVELOPMENT

儿童健康好帮手

儿童眼科疾病分册

总主编　倪　鑫　沈　颖

主　编　于　刚　苏　鸣

副主编　吴　倩　陈志钧　李　莉

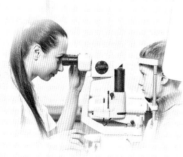

U0212317

人民卫生出版社

图书在版编目（CIP）数据

儿童健康好帮手.儿童眼科疾病分册/于刚，苏鸣
主编.—北京：人民卫生出版社，2020
ISBN 978-7-117-30178-7

Ⅰ.①儿… Ⅱ.①于…②苏… Ⅲ.①儿童 - 保健 -
问题解答②小儿疾病 - 眼病 - 诊疗 - 问题解答 Ⅳ.
①R179-44②R779.7-44

中国版本图书馆 CIP 数据核字（2020）第 111695 号

人卫智网	www.ipmph.com	医学教育、学术、考试、健康，购书智慧智能综合服务平台
人卫官网	www.pmph.com	人卫官方资讯发布平台

儿童健康好帮手——儿童眼科疾病分册

主　　编：于　刚　苏　鸣
出版发行：人民卫生出版社（中继线 010-59780011）
地　　址：北京市朝阳区潘家园南里 19 号
邮　　编：100021
E - mail：pmph @ pmph.com
购书热线：010-59787592　010-59787584　010-65264830
印　　刷：北京顶佳世纪印刷有限公司
经　　销：新华书店
开　　本：787×1092　1/32　印张：5
字　　数：77 千字
版　　次：2020 年 9 月第 1 版　2020 年 9 月第 1 版第 1 次印刷
标准书号：ISBN 978-7-117-30178-7
定　　价：29.00 元

打击盗版举报电话：010-59787491　E-mail: WQ @ pmph.com
质量问题联系电话：010-59787234　E-mail: zhiliang @ pmph.com

编者

（按姓氏笔画排序）

于　刚　首都医科大学附属北京儿童医院

苏　鸣　河北省儿童医院

李　莉　首都医科大学附属北京儿童医院

吴　倩　首都医科大学附属北京儿童医院

陈　璐　河北省儿童医院

陈志钧　南京医科大学附属儿童医院

施　维　首都医科大学附属北京儿童医院

曹文红　首都医科大学附属北京儿童医院

崔燕辉　首都医科大学附属北京儿童医院

樊云葳　首都医科大学附属北京儿童医院

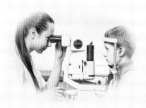

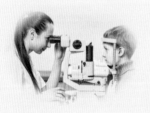

总序

2016年5月,国家卫生和计划生育委员会(现称为国家卫生健康委员会)等六部委联合印发《关于加强儿童医疗卫生服务改革与发展的意见》的文件,其中指出:儿童健康事关家庭幸福和民族未来。加强儿童医疗卫生服务改革与发展,是健康中国建设和卫生事业发展的重要内容,对于保障和改善民生、提高全民健康素质具有重要意义。文件中对促进儿童预防保健提出了明确要求,开展健康知识和疾病预防知识宣传,提高家庭儿童保健意识是其中一项重要举措。

为进一步做好儿童健康知识普及与宣教工作,由国家儿童医学中心依托单位——首都医科大学附属北京儿童医院牵头,联合福棠儿童医学发展研究中心20家医院知名专家,共同编写了"儿童健康好帮手"系列丛书。本套丛书共计22分册,涵盖了儿科22个亚专业中的常见疾病。

本套丛书从儿童常见疾病及家庭常见儿童健康问题入手,以在家庭保健、门诊就医、住院治疗等过程中家长最关切的问题为重点,以图文并茂的形式,从百姓的视角,用通俗易懂的语言进行编写,集科学性、实用性、通俗性于一体。

本套丛书可作为家庭日常学习使用,也可用于家长在儿童患病时了解更多疾病和就医的相关知识。本套丛书既是家庭育儿的好帮手,也是临床医生进行健康宣教的好帮手。希望本套丛书能够在满足儿童健康成长,提升身体素质、和谐医患关系等方面发挥更大的作用!

总主编
2020 年 8 月

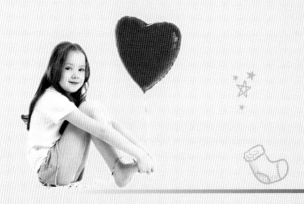

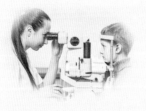

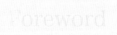

前言

近年来,儿童眼部健康问题引起国家和社会的广泛关注。眼睛是重要的感觉器官,外界信息的80%是人们通过眼睛获取的。健康的视觉功能是儿童探索世界的重要保障,更是将来学习、工作、生活的重要基础,对于儿童的一生具有重要意义。儿童眼部的健康关乎每名儿童的身心健康、每个家庭的幸福,更关系着国家的未来和民族的希望。

儿童身体各方面都处在生长发育时期,也是视力、双眼视觉功能形成的关键时期。同时由于儿童对外界防御能力较弱,易于受到伤害,如果眼部受到侵害,例如患有疾病等,可能导致视力发育受到影响,造成儿童视力损伤。因此,注重儿童眼睛和视觉保健,尽量于早期发现儿童眼部疾病,积极地预防及治疗,对于保障儿童眼睛和视觉功能的正常发育具有重要意义,而这一工作,需要父母、家庭、儿童保健工作者、基层医务人员和眼科医师共同完成。随着电子产品使用的增多,很多眼部疾病特别是近视低龄化问题日趋严重,家长们也越来越注重孩子的眼睛健康,但如果缺乏专业的指导,难免会产生很多不必要的紧张和担忧,或者会选择不科学的防治方式。因此,我们编写了本书,以满足家庭、社会对儿童眼部健康知识的需求。

本书精心挑选了在临床诊疗过程中家长们最为关心的100个问题,分为家庭健康教育指导、门诊健康教育指导、住院患儿健康教育指导三个部分,内容涉及儿童眼部发育知识、眼部健康保健基础知识、眼睛护理方法、如何早期发现儿童眼部疾病、常见儿童眼部疾病的诊治常识等,力求科学准确、通俗易懂。希望广大家长朋友们能够通过本书获取更多实用的儿童眼病防治知识,解除心中的焦虑、疑惑,更好地呵护孩子的眼部健康,同时对儿童眼保健工作者、基层医务人员有一定的参考指导意义。

希望我们能一起行动起来——共同呵护孩子的眼睛,让孩子们拥有一个光明的未来!

为了进一步提高本书的质量,以供再版时修改,诚恳地希望各位读者、专家提出宝贵意见。

于 刚 苏 鸣

2020 年 8 月

目录

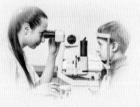

Contents

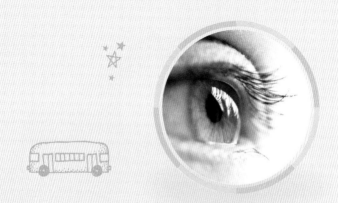

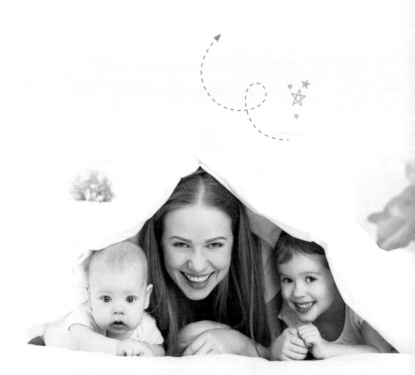

45 **PART 2**
门诊健康教育指导

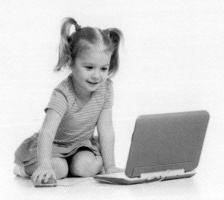

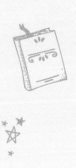

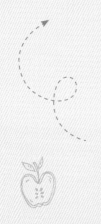

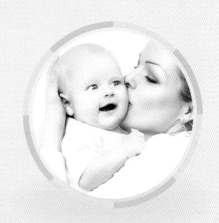

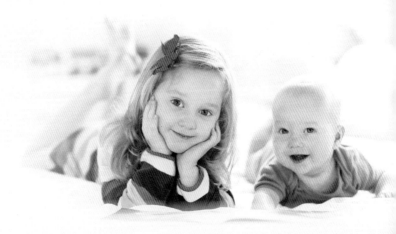

111 **PART 3**
住院患儿健康教育指导

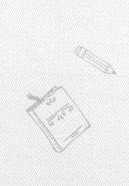

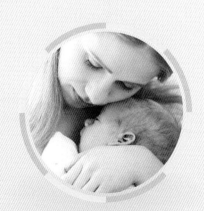

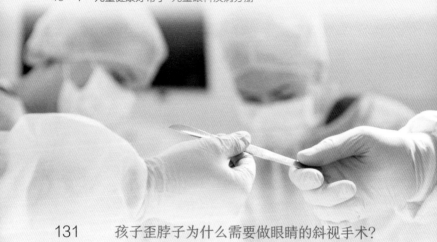

PART 1

家庭健康教育指导

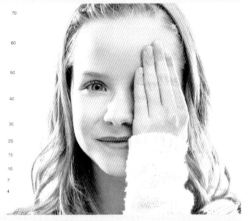

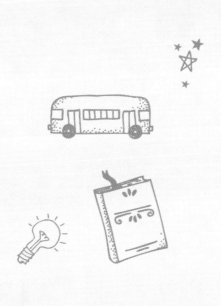

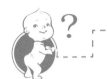

孕期哪些疾病会影响胎儿
视觉系统的发育？

胚胎期眼的发育开始于胚胎第 3 周，尤其孕早期(3 个月以内)对胎儿视觉系统发育影响极为关键。母亲孕期尤其孕早期被病毒或其他病原体(如麻疹、风疹病毒)感染，接触射线、化学物质等，都可能影响眼部正常分化，导致胎儿眼部畸形；母体营养代谢异常(如维生素缺乏)易引发胎儿小角膜等先天异常；母体代谢性疾病(如糖尿病、甲状腺功能减退)易诱发胎儿先天性白内障等；母体高血压引起的并发症也可诱发胎儿眼部发育畸形，影响视觉系统发育；母亲酗酒、吸烟等也能影响胎儿眼部发育，引起眼部病变。所以，母亲在孕期应养成良好的生活习惯，戒烟、戒酒，锻炼身体、增强体质，保持良好心情，给胎儿一个良好的孕育环境。

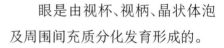

你知道胎儿眼睛的发育过程吗?

眼是由视杯、视柄、晶状体泡及周围间充质分化发育形成的。

眼的发育开始于胚胎第3周,到胚胎第3个月角膜分层完成,第5个月巩膜发育完成;晶状体囊于胚胎5~6周形成。第7个月形成瞳孔。

第3周时视神经开始发育,第4周时视网膜发育开始,神经纤维在第10周形成视束。

黄斑区从第7~8个月开始分化,直到胎儿出生后6个月才发育完成。

第5周时眼睑开始形成,第9周发育出眼睑附属器(如毛囊、皮脂腺等),随后出现睫毛。到24周时上下睑分开,能睁眼。

第6周时开始形成泪道,眼外肌完全分开。第7~8周眶部泪腺即可见到,直至出生3~4岁时,泪腺发育完成。

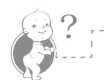

刚出生的孩子
能看得见东西吗?

　　孩子刚一出生,对光线就会有反应。但眼睛发育并不完全,视觉器官结构、视神经尚未成熟,故新生儿仅有光觉或只感到眼前有物体移动。孩子最喜欢看妈妈的脸,当妈妈注视着他时,他也会看着妈妈,这时是妈妈与孩子进行情感交流的最佳时机。

　　新生儿有活跃的感光能力,眼睛约有 20cm 的聚焦距离,如果想让孩子看某样东西,最好放在这个距离内,这也差不多是哺乳时妈妈的脸与孩子眼睛之间的距离。当这个距离的物体发生缓慢移动时,孩子也会随之轻微地转动眼睛或有眨眼动作。

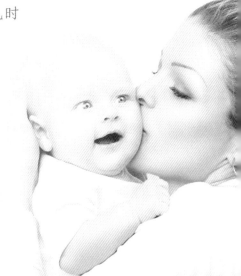

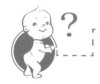

婴儿有哪些表现
提示可能是眼睛出了问题?

当出现如下表现提示婴儿眼睛可能出了问题:

🌼 眼睛不能注视,不能准确捕捉目标。

🌼 看东西歪头、眯眼。表明可能有斜眼(斜视)或散光等问题。

🌼 白天和晚上视物有区别。

🌼 两眼大小不等,多表明可能有先天性眼病。

🌼 有持续或暂时的斜视。如双侧或单侧眼球过于向内或向外,即说明有斜视。

🌼 有多泪或眼屎多的现象,表明泪道阻塞或眼部有炎症。

🌼 有眼白发红或黑眼珠发白,可能是炎症的表现。

🌼 如果孩子的眼睛出现畏光、流泪和睁眼困难,说明角膜可能受到炎症、异物或外伤等刺激。

🌼 瞳孔区有白点或异常发光,要注意有白内障或肿瘤可能。

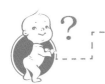

生活中应怎样
保护孩子的眼睛？

生活中家长应注意以下几点，以保护孩子的眼睛：

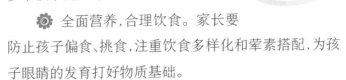

🔅 注意正确用眼。孩子的读写姿势不正确，易产生视疲劳，引起近视，所以父母应督促孩子养成良好的习惯。还应多带孩子到户外自然环境中活动。

🔅 全面营养，合理饮食。家长要防止孩子偏食、挑食，注重饮食多样化和荤素搭配，为孩子眼睛的发育打好物质基础。

🔅 预防眼外伤。儿童爱活动，走路又不稳，故发生眼外伤的机会较多。生活中以剪刀、石块、刀、木棍、锥子、铁钉、玩具引起眼外伤为最多，其次是弹弓、竹竿、瓷器引起，以及拳击伤、爆竹伤、石灰灼伤等。眼外伤一旦损伤严重，影响视力，将会终生遗憾。生活中家长要加强防范。

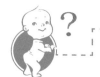

如何选择护眼灯？

人眼能够感知的光的频率变化为 30Hz 以内，我国的交流电为 50Hz，即每秒变化 50 次，所以直接使用交流电的电灯，都是有闪动的。护眼灯的工作原理就是把低频闪提高至高频闪，加快闪烁速度，提高到每秒闪烁几千次甚至几万次，但高频闪绝对不等于无频闪，长时间在这种灯光下看书，眼睛同样会产生疲劳。而且高频电灯的电磁辐射也会增大，孩子会受到辐射的伤害。另外还有一类热容量灯(其实就是白炽灯)：由交流电先加热灯丝，灯丝发热，再发光。明暗变化不会像荧光灯那样激烈。所以普通白炽灯实际上也是一种护眼灯。

面对质量参差不齐的护眼灯市场，家长要如何选择呢？

🌼 首先要选择有国家安全强制认证"3C"标识的、"三证"(即生产许可证、产品出厂合格证、质量保证书)齐全的厂家。

🌼 要看这个护眼灯的光线,无频闪,比较柔和,微黄,不刺眼,光线的亮度比较均匀。一般 40~60W 磨砂灯泡即可。当然灯只是一个因素,也一定要注意科学用眼。

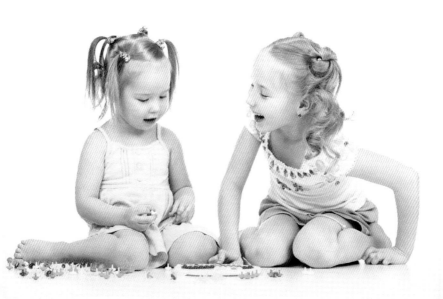

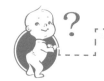

做眼保健操有用吗?

目前,近视的孩子越来越多,家长也越来越关注和近视相关的各种治疗预防措施。到底眼保健操对预防近视有没有用?

眼保健操是根据中医学推拿、经络理论,运动医学综合而成的按摩法,通过对经络穴位的按摩,改善眼部血液循环,使眼球得到放松,尽管目前没有基础理论研究和临床试验证明做眼保健操能够预防近视,但做眼保健操还是会让人感觉到眼睛很舒服,所以一般还是推荐做。当然,做眼保健操时穴位准确与否、力度是否合适、按摩时间能否保证,都对眼保健操的实际效果有直接影响。目前,青少年近视主要由于睫状肌紧张或痉挛导致,缓解了睫状肌的疲劳,视力自然得到保护。除了眼保健操,增加户外活动,局部使用睫状肌放松药物,科学的用眼习惯,充足的睡眠,多补充蛋白质、钙、磷,少吃糖果、高糖食品,都会对控制近视发展有一定的帮助。

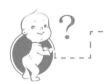

孩子能看
电视、电脑和手机吗?

　　现代社会,电视、电脑和手机已经是我们日常生活中的一部分,既是重要的信息源,又是重要的联络和娱乐工具,如果完全不让孩子接触,那他就不能获得这种重要的体验。然而,如果过度使用则会诱发近视、散光、斜视、视疲劳等眼病,甚至会影响孩子的心理发育。

　　我国儿童眼及视力保健技术规范建议,2 岁以下儿童应避免接触电子视频,年龄稍大的儿童每次看电视时间 20 分钟左右,每天累计不超过 1 小时。眼睛和电视机的距离应为电视屏幕对角线的 3~5 倍,电视机的摆放应稍低于眼睛的高度。另外,哺乳和进餐期间应关掉电视,不要在婴幼儿居住的房间里摆放电视机。

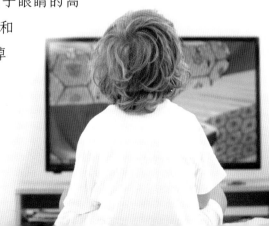

为什么一到春季孩子就爱揉眼睛?

不少妈妈发现孩子一到春天总是喜欢揉眼睛,孩子由于年龄小,大多不会表达自己的感受,到底是什么原因让孩子这么喜欢揉眼睛?

最常见的原因是过敏性结膜炎。一到春季,万物生长,孩子的抵抗力较低,很容易诱发过敏性炎症,这种情况家长需要让孩子尽量远离花粉等过敏原,如果症状较重,需要到医院就诊,使用抗过敏类药物治疗。还有一种原因是孩子平常用眼比较多,长时间看手机、电脑、电视等电子设备,非常容易造成眼睛疲劳或眼干燥症。如果是这种情况,家长就要强迫孩子多休息,一般1周后症状会明显好转。家长还需要警惕视力障碍,很多1岁以内的孩子喜欢揉眼睛,可能与孩子视力发育不好有关,家长需要带孩子到正规医院进行视力筛查。

小孩患结膜炎会传染吗？

当孩子出现眼红时，往往幼儿园老师会劝孩子回家隔离，以免是结膜炎传染给其他小朋友。那么，哪一类结膜炎会传染？会通过什么途径传染？一般来讲，病原微生物引起的感染性结膜炎都具有一定的传染性，常见的有细菌性结膜炎、病毒性结膜炎。由真菌、衣原体、寄生虫等引起的结膜炎同样有传染性。一般结膜炎局部传染以接触传染为主，比如患儿揉眼后握笔写字，其同学使用同一支笔后揉眼。同学之间、家庭成员之间极易传染。预防的方法就是及时洗手和不要用脏手揉眼，不共用脸盆、毛巾等，洗漱用具要经常日晒或煮沸消毒。

还有一些结膜炎为非微生物直接感染引起的，如春季结膜炎、过敏性结膜炎、泡性角膜结膜炎等，一般不传染。

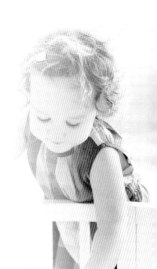

怎样给孩子做泪囊按摩？

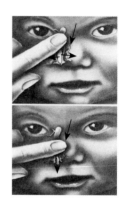

🌼 泪囊按摩方法有两种：第一种，如果孩子眼睛里面有脓性分泌物，家长就可以用拇指或示指指腹压迫泪囊，按在孩子鼻根和内眦中央的部位，并施加一定的压力，孩子的眼角就会有一部分脓液流出来，家长为孩子擦拭干净并点抗生素眼药水。

🌼 还有一种手法也是在这个位置，往下方按压，这个按压要有一定的力度，通过按压，希望能把鼻泪管下端的膜冲击开放。

🌼 按摩次数根据症状轻重程度而定，在家里一般是每天按摩3~4次，每次按压2~3下，如果有脓液的话，按完以后擦眼睛，再重复上边的动作，一直到没有脓液为止再滴药。严重时可酌情增加次数。

🌼 通过按摩把患儿泪囊中大量的脓性分泌物排出，待脓性分泌物消失后方可手术治疗。

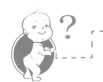

眼周皮肤红肿可能由
哪些疾病引起?

儿童眼周皮肤红肿多见于新生儿急性泪囊炎、睑板腺炎以及全身感染导致的眼眶或眼睑蜂窝织炎。

急性泪囊炎:慢性或先天发育造成泪道阻塞,泪道引流不畅脓性分泌物不能排出,继发性感染所致泪囊区红、肿、热、痛等急性炎症表现,常见致病微生物有肺炎双球菌、金黄色葡萄球菌等,严重者可导致眼眶蜂窝织炎。

睑板腺炎:又名麦粒肿,是睫毛毛囊附近的皮脂腺或睑板腺的急性化脓性炎症。又分为内睑板腺炎和外睑板腺炎两型,内睑板腺炎更容易造成局部局限性炎症,造成眼睑周围红、肿、热、痛等急性炎症表现,严重者可造成急性眼睑蜂窝织炎。

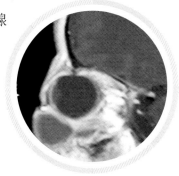

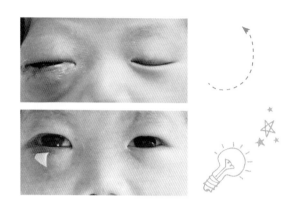

　　⚙ **其他原因**：眼睑周围皮肤湿疹、急性结膜炎等所致皮肤发红，严重者轻度肿胀。另外急性球后或眶内炎症、肿瘤等也会造成眼睑皮肤红肿，甚至导致急性眼眶蜂窝织炎等。

　　治疗：无论什么原因导致，除局部点涂抗生素眼药以外，对因、对症治疗为首选。急性泪囊炎应引流泪囊内积存脓性分泌物、疏通泪道保持泪道通畅，必要时泪囊区切开外排脓或行泪道疏通术；睑板腺炎所致的急性炎症应视炎症局限的情况进行局部切开排脓治疗。除此之外，如出现严重眼眶蜂窝织炎的全身临床表现，需要全身抗炎对症治疗。

如何预防儿童眼外伤?

🌼 应尽量避免为孩子购置弹射性(如弹弓、箭等),以及有潜在危险的(如带刃、易碎材料制成的)玩具。

🌼 一些有棱有角的物品应加上软垫,所有尖锐的生活用品,如牙签、铅笔、筷子等,都应小心收藏,以免孩子走路不稳摔倒导致锐器刺伤眼球。

🌼 化学洗涤品类物品应收藏好,不要让孩子误拿。在使用洗涤剂(如洗发水、沐浴露)时,千万不要溅进孩子的眼里。

🌼 不要让孩子观看电焊火花或在阳光较强的雪地上玩耍。

🌼 让孩子远离爆竹,不要让孩子自行燃放鞭炮。

🌼 避免孩子靠近厨房里的开水、热油、火苗,以防眼睛受伤。

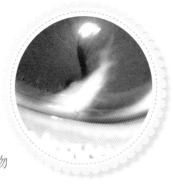

🌼 避免孩子被猫、狗等宠物抓伤眼睛。

✿　加强一次性注射器的管理，禁止被儿童触及，特别是不可出现在学校或幼儿园里。

一旦发生眼外伤，一定要立即到医院就诊，不要自己随意处理。

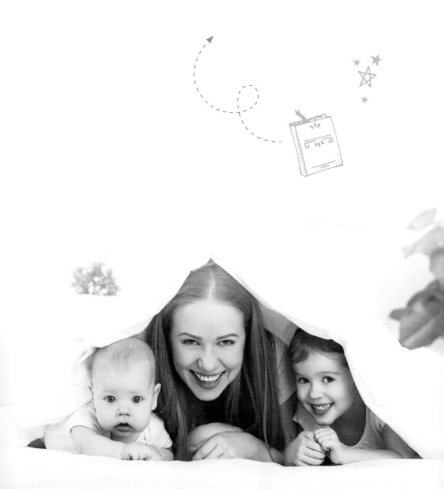

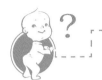

儿童验光配镜能不能到
眼镜店"立等可取"？

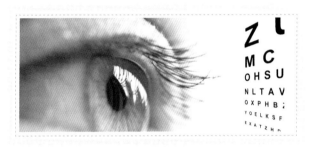

　　儿童的验光配镜需要到正规的医疗机构进行，到眼镜店"立等可取"是不正确的，而且也是坚决要杜绝的。这主要是因为儿童眼睛的调节力较强，验光时如果不散大瞳孔，睫状肌的调节作用可使晶状体变凸，屈光力增强，不能把调节性近视即所谓假性近视成分除去，而影响结果的准确性。所以儿童近视患者，散瞳验光是必需的。普通眼镜店"立等可取"的方式是"不可取"的。

家长如何早期发现孩子弱视？

弱视的定义是眼球除外器质性病变,矫正视力低于相应年龄的视力。可见,视力是诊断弱视的依据。一般3.5~4岁的小朋友,经过家长教认,都可以学会认视力表。家长可以带孩子到医院或妇幼保健院做视力检查,了解孩子的视力情况。当然,如果幼儿园有定期体检,家长注意向老师询问就可以了。

对不能配合视力检查的婴幼儿,视力筛查就很重要了。视力筛查不等同于视力检查,在引起弱视的原因中,屈光异常占了大部分,视力筛查是对可能引起弱视的屈光系统的问题(如屈光不正、屈光参差等)进行筛查。很多妇幼保健院和儿童医院的保健科都可以做此项检查。

家长平时也要注意对孩子观察,如发现孩子单眼畏光、斜视等异常,应及时到医院就诊,请医师帮助判断病情。

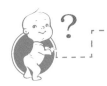

孩子弱视了，
家长能做些什么？

弱视的治疗不是一朝一夕的，除了医师检查、指导外，更需要家长的积极配合，否则事倍功半，甚至半途而废。提醒家长要做到以下几点：

💮 眼镜配好后督促孩子坚持戴用，并按医嘱定期重新散瞳验光检查。

💮 耐心教育孩子自觉坚持遮盖治疗。有的孩子因为遮盖治疗后引起周围小朋友的嘲笑，从而不愿坚持治疗或不愿在学校幼儿园戴眼罩。这也常常是导致疗效不明显的原因。另外也需和老师加强沟通，请老师督促患儿坚持治疗。

🌼 加强精细作业的训练。经常变换新的形式,自制或选购一些辅助治疗器具,提高患儿训练的兴趣。

🌼 如采用光学药物压抑疗法,要按医嘱准时点用规定浓度的阿托品眼液散瞳。

🌼 家长应按医嘱定期带患儿到医院复诊,复诊时要同时携带相关检查、治疗的病历记录,供医师判定疗效和随时调整治疗方案,直至弱视完全治愈。

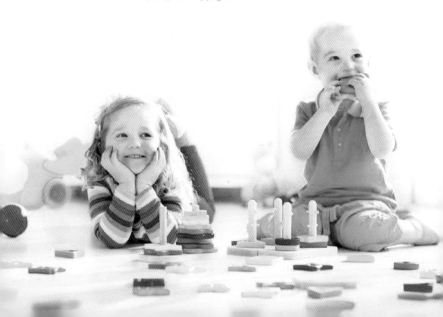

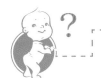

"玩"电脑能治疗弱视吗?

一提到弱视训练,许多弱视患儿家长想到的就是红闪治疗仪训练、穿针穿珠子等。殊不知,随着现代医学科技的进步,弱视训练引入了全新的理念:"玩"电脑治疗弱视!

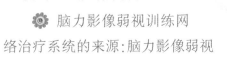

❀ 脑力影像弱视训练网络治疗系统的来源:脑力影像弱视训练网络治疗系统是由国家医疗保健器具工程技术研究中心研发,中山大学健康与人类发展研究中心参与制作的治疗器具。系国家"十五"科技攻关重点项目,儿童视觉及智能虚拟现实训练软件研究成果。美国经过了近10年研究,成果已经通过FDA核准和认证。

❀ 孩子治疗弱视为什么叫"脑力影像"呢? 视觉系统是一个光学的信息处理机制系统。我们利用大脑神经系统的可塑性,通过电脑特定的视觉刺激,如各种刺激模式(条栅、正弦波、裂隙光、棋盘格、螺旋线,甚至一些艺术作品的画面等波形及光谱以及一些特殊的视觉信号)激活视觉信号通路,增强视网膜细胞对光的敏感性和反应能力,矫治和改善大脑神经系统的信号加工处理能力,从而显著提高弱视眼视力,达到为孩子治疗弱视的目的。

⚙ 脑力影像治疗弱视的优势:这是一种最新的神经视觉治疗技术,是一种基于神经生物刺激的、互动的、可跟踪的,并适合每个人的学习能力和进展程度的个性化的治疗系统。根据每个孩子视觉信息检查结果的不同确定个性化的治疗方案,经过一段时间后根据孩子视力进步的情况适时调整参数,配以不同的网络刺激治疗模板,进行下一步治疗。

趣味性强、实时升级变化的特点解决了使用普通弱视治疗仪训练时因枯燥重复而造成的厌倦情绪,提高了孩子训练弱视的兴趣和依从性。

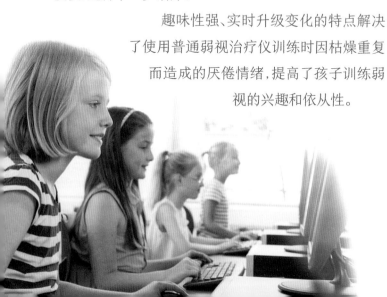

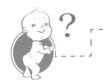

家长如何早期
发现孩子的斜视问题?

由于斜视不仅影响美观,对孩子双眼视觉功能的发育损害也很严重,因此家长能早期发现孩子的斜视至关重要。判断有无斜视的简单方法——手电映光法早期判断孩子的斜视,见图1。

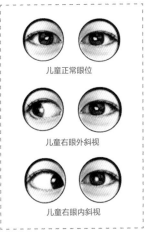

图 1　手电映光法

图1中,上图为眼位正位:双眼的手电映光点都在瞳孔中央(黑眼珠的正中间);中图为外斜视:患儿的右眼手电映光点位于角膜的内侧(黑眼珠的内侧);下图为内斜视:患儿的右眼手电映光点位于角膜的外侧(黑眼珠的外侧)。

在图1中,为了便于家长理解,我们专门对斜视的患儿眼位做了夸张的描述。但是很多情况下孩子的斜视表现不明显,或者是间歇性表现,家长只要发现或者怀疑孩子的角膜映光点有了我们说的改变,就应该尽快带孩子到医院小儿眼科做专科检查,由专业医师鉴别真伪,便于早期诊断,争取在早期为孩子采取必要的治疗。

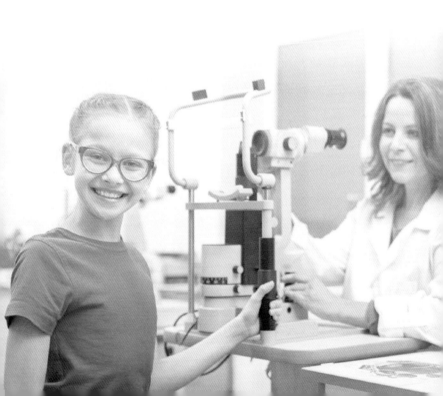

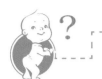

如何正确地给孩子滴眼药水?

🌼 滴眼药前后,应清洁双手。

🌼 用药前应检查药物的名称、生产日期,易沉淀的混悬液在滴用前应充分摇匀。

🌼 如眼部附有分泌物或眼膏,应先用消毒棉签拭去,再滴眼药水。

🌼 滴眼药水时,让孩子取仰卧位或坐位,头略后仰,眼向上看。家长用左手拇指或棉签轻轻扒开患儿下睑,右手持眼药瓶,把眼药水滴在下眼睑和眼球之间的空隙,不要直接滴在角膜上。

🌼 滴眼药时瓶口应距眼 3~5cm,以免触及睫毛污染瓶口。

🌼 有全身反应的药物如阿托品等滴眼后,应压迫内眦 3~5 分钟,防止药液经泪道吸收引起全身反应。

✿ 给孩子滴两种以上眼药时,每种眼药应间隔3~5分钟。

✿ 涂眼膏的时间一般在孩子睡前,手法同滴眼药水,将一米粒大小的眼膏直接挤入下眼皮内就可以了。

✿ 对年龄小、不合作的婴幼儿,需要两人配合,一人可以用软布单包裹住孩子两臂及身体,双手固定头部,体位固定好后,再进行滴药。

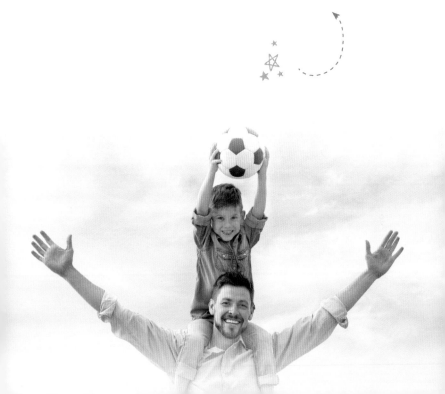

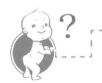

怎样保存滴眼液?

🌼　眼药水要放在阴凉、干燥、通风处,有条件时可放入冰箱冷藏室里(4℃即可)。眼药水瓶开启后,超过 1 个月就不能再使用了。

🌼　眼药水是有有效期的,即使是放在冰箱里,也要在说明书规定的时间内使用。

🌼　使用前要看眼药水是否清亮透明,有无变色,有无浑浊。每次使用后要把盖子拧紧,以减少污染和药液外漏的可能。

🌼　眼药水一定要和其他水剂类药物分开存放,避免点错,引起眼睛化学烧伤。

🌼　有的眼药水要求在 2~8℃储存,每次用前取出,用后尽快放入冰箱冷藏,避免药物失活。还有的眼药水是不含防腐剂的小包装,打开后应尽量在一天内用完丢弃。

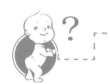

孩子学习成绩不好
可能是眼睛的问题吗?

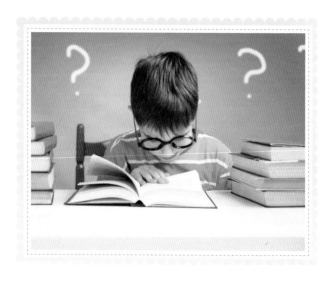

　　孩子学习困难,不要轻易地就说他"笨",国内外研究显示绝大多数学习困难的儿童都存在视觉缺陷。例如阅读时字会错位、漏字,这与眼球运动功能缺陷有关;视觉聚焦功能缺陷会引起视疲劳、学习困难,在学习上表现为不能区分形近字,如"王"与"玉",经常写错别字;阅读速度慢的孩子往往是视觉辨别

能力较差；其他一些学习困难，如对某些目标视而不见、书写缓慢、字迹丑陋、反应缓慢、理解能力差、书写时容易颠倒字母或数字如把"b"写成"d"、不能长时间阅读等，都与视觉轮廓及空间关系能力缺陷、视觉记忆能力缺陷、手－眼协调能力缺陷、视觉方向与空间定位能力缺陷等各种视觉功能障碍有关。因此，如果孩子学习成绩不好，家长应考虑其是否可能是眼睛的问题。

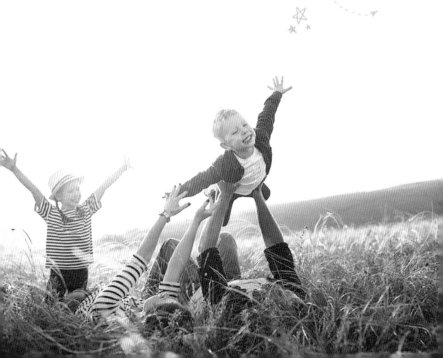

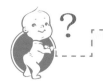

什么样的小孩容易
有癔症性视力障碍?

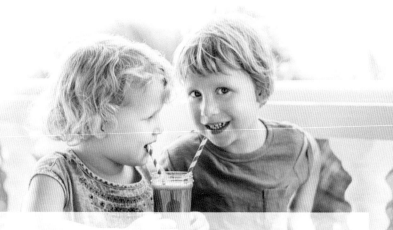

　　癔症是心理疾病的一种,是躯体化疾病的转换。儿童癔症性视力障碍表现为情感波动后突然视力下降或视力丧失。多表现为双眼。虽视力丧失但不妨碍正常活动。由于孩子存在语言表达、沟通、交流等方面的问题,有心理障碍后无法很好地疏通,就会通过躯体呈现出来。现代家庭中家长过分溺爱孩子常是儿童出现癔症的主要原因。

早产儿眼底检查前要做哪些准备?

早产儿首次眼底检查应在出生后 4~6 周时进行。由于此时婴儿为早产低出生体重儿,体质弱,还可能伴随各种全身情况,而且检查前先要散瞳,所需时间较长,因此,为使患儿能顺利进行检查,提醒各位就诊的家长做好如下准备:

🌼 宜在孩子一般状态良好、无发热等异常的情况下进行。如孩子眼睛有分泌物多的表现,最好提前给予诊治。

🌼 注意保持孩子体温恒定,不要过冷或过热。

🌼 应携带所有孩子既往诊治记录,例如出院记录等。

🌼 因检查所需时间较长,请携带奶粉、奶瓶(如为非母乳喂养)、纸尿裤等必需品。

多数医院均有规定的早产儿眼底专项检查时间,请提前咨询。

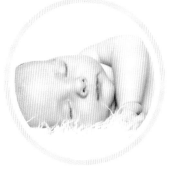

早产儿都需要做眼底筛查吗？

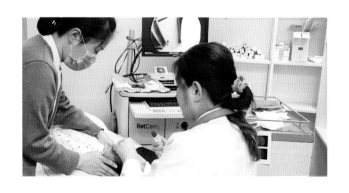

　　早产儿视网膜病变(以下称 ROP)是发生在早产儿的眼底疾病,严重时可导致失明,其发生原因是多方面的,与早产、视网膜血管发育不成熟有密切关系,吸氧是抢救的重要措施,又是致病的常见原因。胎龄、体重愈小,发生率愈高。随着我国新生儿抢救水平的提高,原来不能成活的早产儿也能存活下来,ROP 的发生率也相应增加。在发达国家,ROP 是小儿致盲的主要眼疾,最早出现在矫正胎龄(孕周 + 出生后周数)32 周,阈值病变大约出现在矫正胎龄 37 周,早期筛查和治疗可以阻止病变的发展。为解决这一严重影响早产儿生存质量的问题,做好 ROP 的防治工作，尽量减少 ROP 的发生，2004 年中华医学会儿科学分会特制定《早产儿治疗用氧和视网膜病变防治指南》，供临床应用。其中规定了早产儿接受眼底筛查的标准：

✿ 对出生体重 <2 000g 的早产儿和低体重儿，或出生孕周不足 34 周的早产儿均需进行眼底病变筛查。

✿ 对于患有严重疾病的早产儿筛查范围可适当扩大。

✿ 首次检查应在生后 4~6 周或矫正胎龄 32 周开始，随诊至周边视网膜血管发育完全为止。

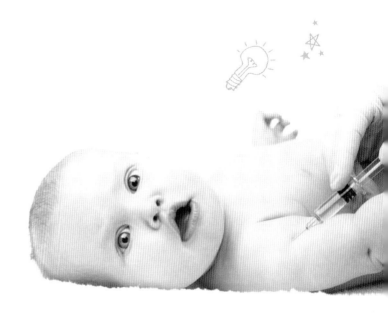

你知道早产儿眼底检查
和复查的时间吗?

由于早产儿视网膜病变开始发生多于生后1个月左右,所以只有要早期适时检查,才能起到早期发现病变、及时治疗的目的。首次筛查应在生后4~6周或矫正胎龄32周开始,此后根据具体的眼底情况确定复查时间和治疗时机。未成熟眼底和轻度病变一般2-4周复查,严重病变则需立即治疗或短至3天即需要复查,直至病变退行或眼底血管发育完全。

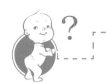

如何发现儿童患有白内障?

白内障就像一层帘子一样,遮住了心灵的窗户,使孩子看不见外面的世界。新生儿期孩子大多时间是在睡觉,不易发现孩子看不见。但是新生儿是能够看见光的,足月时已具有单眼注视的功能,而且会优先注视人脸,随着婴儿长大,他的眼睛会随着注视物移动,可以拿一个他感兴趣的玩具,并且移动这个玩具,观察他的眼睛是否能够跟随玩具移动。注意:在观察孩子视力时要遮盖一只眼睛观察,才能明确哪只眼睛看不清楚,并且注意他在注视时是否为固定的注视。如果孩子不能固定注视,或者不能跟随注视,或者两只眼睛视物有明显差别,就需要到医院检查。有的孩子白内障很严重,肉眼就能看出孩子的瞳仁发白、眼睛无神,这时应尽早到小儿眼科做详细的检查以确诊。

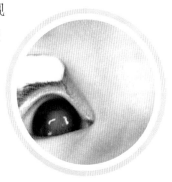

如何早期发现先天性青光眼？

婴幼儿时期的眼球和身体处于发育活跃的时期，因此先天性青光眼有其独特的症状和体征。

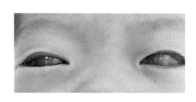

🌼 "畏光、流泪和眼睑痉挛"是典型表现，婴幼儿不会主诉，常有用手揉眼、烦躁、喜欢埋头等行为，严重者在一般光线下也表现出畏光，强光下患儿会将面部隐藏在母亲怀中。病情加重时畏光流泪会突然加重，患儿烦躁地哭闹，埋头，不愿睁眼。

🌼 角膜变白或者变灰色，有白线状混浊，眼球增大，角膜扩大，尤其单眼发病患儿容易被发现。正常新生儿的角膜横向直径为 10~10.5mm，生后第一年可到 10.5~11.5mm，如果超过 12mm 应高度怀疑为婴幼儿型青光眼。

🌼 巩膜也会扩张，出现"蓝巩膜"，也就是通常说的白眼珠发蓝。另外当患儿有近视屈光不正时也要注意是否患有青光眼。

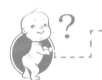

眼部长肿瘤
和受孕方式有关系吗?

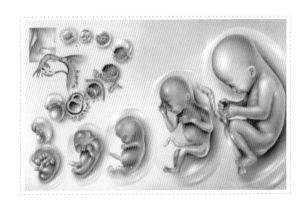

眼部长肿瘤和受孕方式没有关系。

目前国际学术界已有 2 个大型纵向科学研究结果表明:与自然受孕相比,通过人工辅助受孕所孕育的儿童没有显示具有更高的患癌风险。

如何早期发现视网膜母细胞瘤?

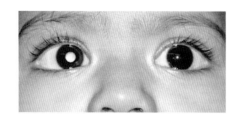

🌻 如果有明确的视网膜母细胞瘤家族史,那么刚刚出生的新生儿就必须立即接受眼科专家的检查。

🌻 如果不存在视网膜母细胞瘤家族史,多数情况下是由于家长注意到孩子有白瞳症或斜视,并及时到医院检查才被发现和诊断的。因此,家长要对常见的肿瘤表现有所了解,比如,使用闪光灯的照片可以较清楚地显示白瞳,应该告知家长,如果感觉孩子眼睛有异常,可以在孩子出生几周至几个月内拍摄一些使用闪光灯的照片,并且关闭相机的"防红眼功能"。照片中出现"红眼"才是正常的,一旦发现异常瞳孔反光,应该立即带着照片去眼科医师处就诊。

🌻 美国儿科学会(AAP)2002年5月曾发布指南,

建议所有新生儿在 2 个月时在暗室中进行红光反射检查,这将为早期发现婴幼儿眼内视网膜母细胞瘤起到很大的推动作用。

　　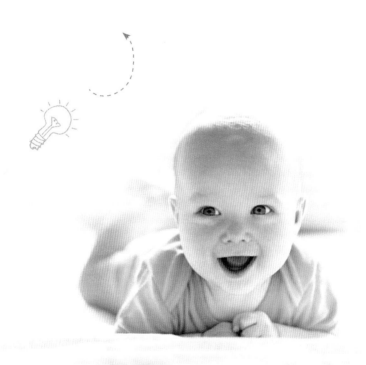 目前,在发达国家视网膜母细胞瘤基因检测已经普及,并成为早期诊断和确定遗传性的重要手段。我们国家也正在积极推动视网膜母细胞瘤基因检测工作的开展和普及。

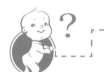

怎样保护独眼患儿的视功能?

独眼,简单地说就是由于某些先天发育异常或后天疾病、外伤等因素,有一只眼失去了视力。对于这些孩子,保护有视力的这只眼睛尤为重要。对伴有某些眼科特殊疾病的独眼,比如视网膜母细胞瘤患儿,即使是为单眼发病,也一定要遵医嘱定期复查,跟踪观察双眼眼底情况;伴先天屈光异常及弱视者,应积极佩戴眼镜及进行弱视治疗提升视力;即便独眼患儿目前没有任何不适,也要定期到眼科进行体检,观察独眼的视力发育;平时注意用眼卫生,特别要注意预防独眼的意外眼外伤,避免参与有危险的活动。当独眼患眼病时诊治要特别小心,慎重进行有风险的治疗操作及手术。

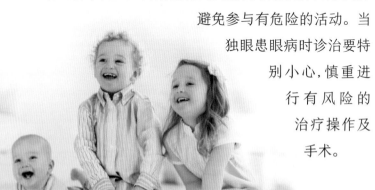

白化病的孩子为什么会怕光?

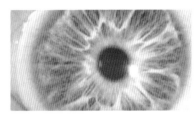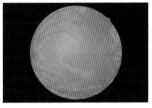

　　白化病是一组与黑色素生物合成有关的单基因隐性遗传病,表现为眼、皮肤、毛发黑色素缺乏。常常导致孩子的虹膜半透明,呈现蓝色或灰色,眼底着色不足、眼球震颤、高度屈光不正、视力低下、立体视觉差等。虹膜半透明不仅使进入眼内的光线发生散射,引起注视困难,还可使光线大量进入眼睛,导致患儿对光线特别敏感,即所谓的"畏光"。虹膜的色素少了,就像一个遮光帘有了问题,进入眼内的外边的强光就多了,因此就出现了怕光的现象,对于这类儿童,我们可以为孩子佩戴中间透明、周边不透明的隐形眼镜,这类隐形眼镜就像目前我们一些年轻女孩戴的"美瞳"眼镜一样,这样就可以改善孩子因为进眼光线多、强,因而怕光的情况了。

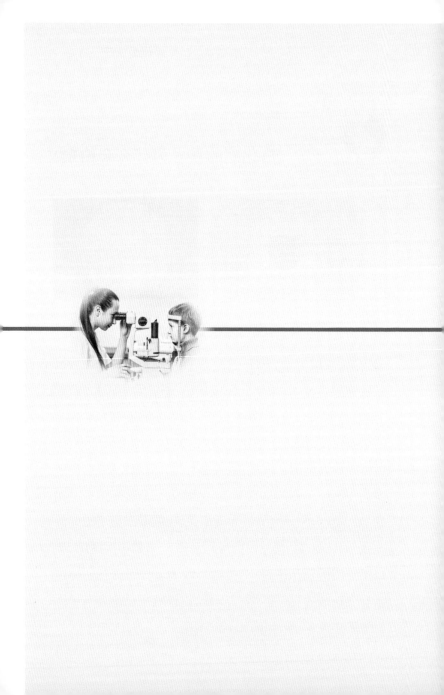

PART 2

门诊健康教育指导

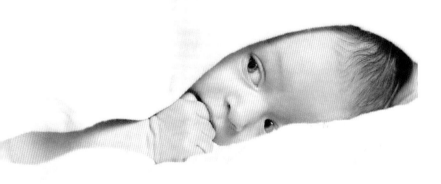

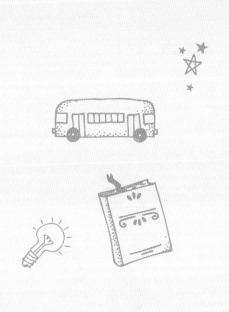

结膜炎就是"红眼病"吗？

在门诊经常看到一些眼睛红的孩子来看病，家长会问我们孩子得的是不是"红眼病"？其实"红眼病"和结膜炎还是有很大区别的，俗称的"红眼病"是病毒或者细菌感染引起的传染性很强的急性结膜炎。表现为起病急，伴有眼睛红肿、烧灼异物感、流泪等明显的刺激症状，结膜充血水肿，可伴有结膜下出血。如果结膜下出血较多，面积较大，看起来好像整个眼睛都红了，民间俗称"红眼病"。"红眼病"只是结膜炎的一种，并非所有的结膜炎都是"红眼病"。我们在生活中需要加强个人卫生，养成经常洗手的卫生习惯，不要让孩子用脏手揉眼睛，毛巾、脸盆等生活用品应分开使用，并且生活用品应经常用开水消毒。家长必须注意，孩子眼睛红了并不一定就是得了红眼病，一定要到医院进行正确的诊治。

为什么有些小儿眼病治疗中要用激素?

我们通常所说的激素是糖皮质激素,生理剂量的糖皮质激素在体内作用广泛,不仅为糖、蛋白质、脂肪代谢的调控所必需,而且具有调节钾、钠和水代谢的作用,对维持机体内外环境平衡起重要作用。药理剂量的糖皮质激素主要有抗炎、抗毒、抗休克、免疫抑制的作用。

在眼科中激素常用于变态反应性眼病、无菌性炎症、过敏性眼病和眼外伤等情况,可以抑制免疫反应、减轻炎症和水肿、减少病变对组织的破坏。如各种葡萄膜炎、巩膜炎、视神经炎、过敏性角结膜炎、白内障或青光眼手术后等。可根据病情选择局部用药或全身用药,用药剂量也要根据病情调整,差异极大。

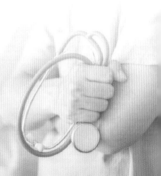

泪道冲洗检查可怕吗？

泪道冲洗并不可怕。泪道冲洗是先天性鼻泪管阻塞必要的诊治手段。儿童眼科一般都具有专门固定患儿身体的小包被和固定患儿头部的小头托，既可以制动，又不会对患儿身体过度施压造成伤害。

给孩子做冲洗的针头是眼科用针中最细的，同时针的头部又是圆钝的，既能很顺利地进入孩子纤细的泪道，又不会扎伤孩子柔嫩的泪道。冲洗泪道前我们会在孩子的泪小点处滴表面麻醉眼药，孩子其实是不会感到疼痛的。

因此，建议如发现孩子有流泪、眼分泌物多的症状，应尽早到医院进行泪道冲洗。

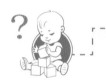

泪囊憩室的临床特点与
治疗方法有哪些?

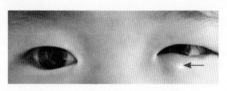

图2 泪囊憩室(图中箭头处)

泪囊憩室(图2)是一种临床上少见的泪道疾病类型。它是一种以患者出现流泪及泪囊区肿物为临床特点的疾病。大多数泪囊憩室位于泪囊外侧壁,因为这一侧只有眶骨膜包绕,组织结构比较疏松。通常泪囊憩室与泪囊之间存在可单向开放的瓣膜。当局部出现慢性炎症时,瓣膜通道可以出现狭窄或关闭,从而形成孤立肿物。泪囊憩室的不断增大会进一步压迫正常泪囊组织,导致患者流泪症状加重。

泪囊憩室一般是根据上述的临床特点、影像学检查及术后病理结果以明确诊断。

临床上泪囊憩室一般主张手术治疗。通过手术摘除泪囊憩室及其与泪囊相连的通道。如果正常泪道的通畅性受到破坏,应同时行鼻腔泪囊吻合手术。因为仅仅通过保守治疗如泪囊区按摩等,不能最终解决其可能出现的继发感染及瘘管形成的问题。

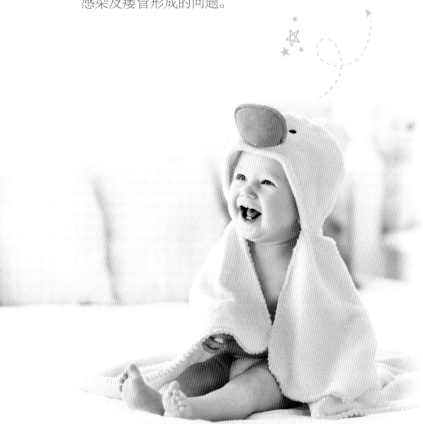

怎么检查孩子是否有近视？

临床上很多家长关心:父母双方都为近视眼,孩子是否也会为近视眼? 孩子年龄太小,到医院检测,如果不配合散瞳验光怎么办?

建议可以先给孩子做一下视力筛查,即用一个特殊的仪器为孩子做屈光检查以推测孩子的视力发育情况,如果有问题再给孩子做散瞳验光检查。大家知道,成年人近视的检查相对简单,就是根据主观验光的结果,对于年龄较小的孩子来说,既不能查视力,又不能配合医师,近视检查难度较成人大。孩子近视的检查包括2个细节:

🔅 一定要在睫状肌麻痹散瞳下验光,比如使用阿托品、后马托品以及环戊通或复方托品卡胺等。

🔅 如果孩子不能配合检查视力,就需要医师或验光师凭借经验,进行检影验光,这种检影验光可以在孩子睡眠状态下进行。通过检影验光,不但可以检查孩子是否有近视、远视,还可以检查是否存在散光等情况。验光时可以喝水合氯醛后再检查,在安眠状态下进行。

但其实很多孩子视力不良不会有特殊的表现,视力不良也不一定就是近视,而有可能是远视、散光、弱视,因此应该及时为孩子进行屈光筛查,有明显的异常时应到医院进行检查,早诊断、早治疗,效果更好。

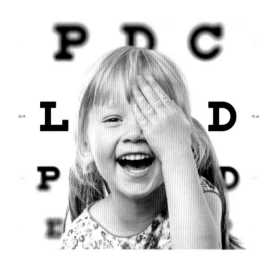

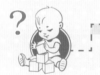

近视会遗传吗?

高度近视是可以遗传的。近视与一对基因有关,只有这一对基因都是本致病基因时才发病,如果只有其中一个是致病基因,另一个是正常基因,则不发病,只是携带者。因此,两个高度近视眼的父母,其子女的发病概率在 90% 以上。高度近视者如果与近视基因携带者结合,其子女可能有 50% 的概率是高度近视。而高度近视者如果和正常人或中低度近视者相结合,其子女发生高度近视的可能性为 10%。

不过,高度近视者不必过于悲观。大多数高度近视者佩戴近视眼镜后还是可以获得较好的矫正视力的,也可以佩戴隐形眼镜,效果也不错。另外,眼部条件较好的高度近视患者还可以进行准分子激光手术,彻底摆脱戴框架眼镜的烦恼。同时,在营养、用眼卫生等方面应多加注意,视力和度数才不会不断恶化。

为什么孩子要散瞳验光？
不能直接用电脑验光配眼镜吗？

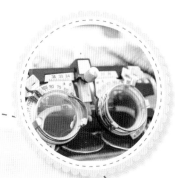

孩子跟成人的验光配镜不是一回事。孩子的晶状体调节能力非常强，年龄越小，调节能力越大，电脑验光会使调节力掩盖真实的屈光度，所以孩子必须要在充分麻痹睫状肌调节功能的基础上进行散瞳验光，才能获得真实准确的验光度数。

假性近视需要佩戴眼镜吗？

说到假性近视，有些家长会问，什么叫做"假性近视"？

其实，假性近视是一种调节紧张的状态，即长期地近距离用眼后，睫状肌持续紧张不能松弛，看远处的时候显示出看不清的现象，准确地讲是一种近视的状态，而不是真正的近视。假性近视不需要佩戴眼镜，假性近视通过休息、放松，睫状肌紧张消除后就会恢复。当然，假性近视如果不注意用眼卫生，长期的紧张调节也会成为真性近视。如果给一个假性近视的孩子佩戴了近视眼镜，势必会加重孩子的调节负荷，会加重近视的发展，日久形成真性近视。

中华医学会于 1985 年颁发的真、假性近视的分类标准可作为依据：

⚙ 假性近视：指用散瞳剂散瞳后，近视消失，呈现为正视或轻度远视。

⚙ 真性近视：指使用散瞳剂散瞳后，近视屈光度未降低，或降低的度数＜0.5度。

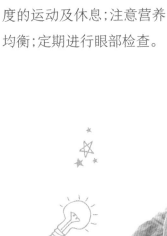 **真性近视附有假性成分**:指使用散瞳剂散瞳后,近视屈光度明显降低(降低的度数 ≥ 0.5 度),但仍未恢复为正视。

　　假性近视通过休息可以恢复视力,但是也可能会发展成真性近视,所以在视力波动阶段对眼睛的保护十分重要,可以防止假性近视变成真性近视。因此,应教育少年儿童从小养成保护视力的习惯,避免眼睫状肌调节过度而持续紧张,是预防发生近视眼的关键。保护措施包括:良好的阅读习惯;良好的阅读环境;健康的身体,适度的运动及休息;注意营养均衡;定期进行眼部检查。

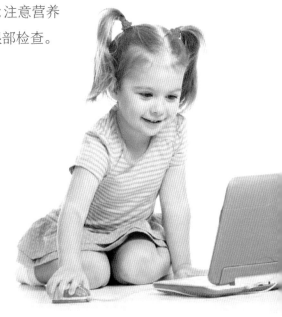

孩子近视后
到底应不应该戴眼镜?

许多家长对于孩子近视后是否应该配眼镜存在误区,有些人认为"眼镜越戴眼睛度数越高",因此,迟迟不给孩子配眼镜,导致孩子视物模糊甚至影响学习生活。因为近视造成远视力下降,视物不清,不佩戴眼镜一是会影响学习生活,二是视物模糊的状态会加重患儿的调节疲劳,会加重近视。另外,高度数近视如果不早点戴眼镜,还可能发生弱视。实际上,孩子患了近视,无论是否配镜都不能改变近视的事实。孩子近视后是否应当配镜还是要取决于眼睛近视的度数。

一般来讲,近视在-0.75DS(DS为球镜屈光度的单位,-0.75DS意思为近视75度)以下,可以暂时不佩戴眼镜。-0.75~-2.75DS的近视需要配眼镜,而且眼镜需要每天佩戴,但在看书写字等近距离用眼的时候可以摘掉。如果您的孩子已经是 -2.75DS 以上的近视了,则需要每天佩戴近视眼镜。

需要提醒家长的是,配镜时一定要到正规的医疗机构进行散瞳验光,否则容易出现验光度数比实际度数偏高,造成近视加重。

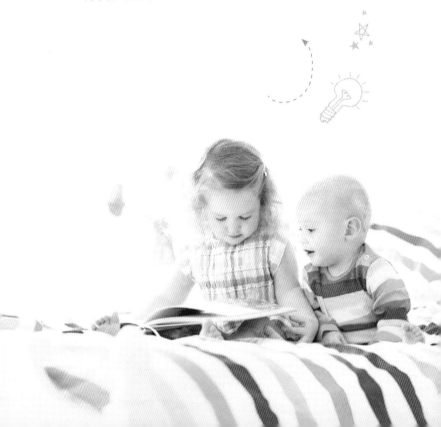

为什么近视的孩子戴眼镜后度数越来越高?

首先,小朋友一旦真性近视,无论戴不戴眼镜,随着学习用眼和环境因素影响,近视逐年都会不同程度地加深;其次,部分戴近视眼镜的小朋友,其戴镜用眼的习惯和姿势不当、使用方法错误也会造成近视加深。某一副近视眼镜只是在某段时间内帮助小朋友看清楚东西,却不能一劳永逸地阻止近视加深,很多小朋友没有定期复查,没有及时更换合适度数的眼镜,长期使用低度数的近视眼镜,反而容易增加视疲劳,令近视加深更快,所以小朋友近视度数越来越深并不是戴眼镜造成的。

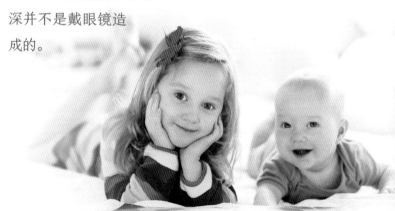

为什么要查角膜地形图?

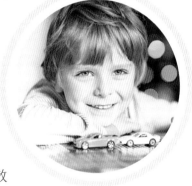

很多家长到医院给孩子检查视力时发现医师会让做角膜地形图,究竟什么是角膜地形图? 角膜地形图是以计算机辅助系统对眼角膜进行检查的一种仪器。角膜地形图在临床上主要用于诊断角膜散光,定量地分析角膜形状,将角膜屈度以数据或不同的颜色显示出来,圆锥角膜诊断准确率高达96%。角膜上不同曲率半径采用不同的颜色。暖色代表屈光力强的部位,冷色代表屈光力弱的部位,使角膜地形图显示的结果十分直观、醒目。角膜地形图还可用于角膜屈光手术的术前检查和术后疗效评价,以及用于角膜移植术后的角膜散光判定。

儿童佩戴角膜塑形镜安全吗？

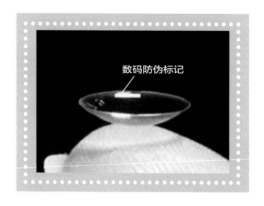

数码防伪标记

最新型现代角膜塑形镜是由高透氧材料经电脑数控车削技术制成,是具有特殊反向几何设计的隐形眼镜。它直接作用于角膜并对角膜产生机械作用,科学的镜片设计和科学的验配应该对角膜无生理性影响。但是,若验配不合理,角膜随时都有可能发生问题,这些问题若能及时发现,可以通过调整镜片、佩戴方式或用药等得以解决。

经国内外多家大型眼视光学中心长期临床观察和研究证明,长期使用角膜塑形镜不会对眼睛造成特别的不良影响。当然,安全的前提是要按照医师的要求进行科学、规范地验配和戴镜,达到一个安全有效的作用。而且,我们目前引进的角膜塑形镜片都是已通过美国的食品药品监督管理局(FDA)出口许可及中国的国家药品监督管理局(NMPA)进口认证的品牌产品,在安全性方面是毋庸置疑的。所以,对于治疗及预防青少年近视,角膜塑形镜是一个安全有效的方法。

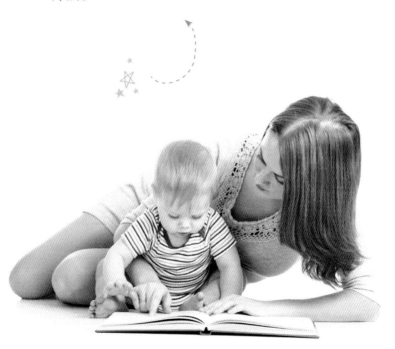

佩戴角膜塑形镜多长时间有控制近视发展的效果？

角膜塑形镜对于近视的控制作用是一个长期和持续的过程，一般来讲，角膜塑形镜佩戴几天后就会迅速地提高视力，但是这个迅速的视力的提高并不是控制了近视的发展，而是一种暂时的视力提高，角膜塑形镜只有坚持佩戴，才能有效地减轻周边视网膜的远视性离焦，从而延缓近视的发展。这个延缓近视的作用是持续在整个佩戴的过程中的。一般，在更换第二副角膜塑形镜时，停戴角膜塑形镜4周后进行验光，这样才能知道在佩戴角膜塑形镜的过程中近视是否被有效控制。

佩戴角膜接触镜有哪些注意事项?

佩戴角膜接触镜(例如 RGP 和 OK 镜)有以下注意事项:

⚙ 戴入镜片前检查它是否有破损和颗粒状物体附着。

⚙ 注意眼别,不要错戴镜片导致问题。

⚙ 严格按照操作规程来清洗和护理镜片。

⚙ 要使用指定的护理及清洗镜片产品,做到定期更换。

⚙ 不可戴镜游泳及洗澡。

⚙ 不要在身体免疫力低的情况下佩戴镜片,例如: 感冒、发热、腹泻和劳累过度时。

⚙ 镜片长期不戴要干燥保存。

⚙ 定期检查镜片。

⚙ 遵医嘱定期到医院检查眼睛。

高度近视能做手术治疗吗?

目前针对高度近视眼,成人可以行各种屈光矫正手术,包括PRK(准分子激光角膜表面切削术、LASEK(准分子激光上皮下角膜磨镶术)、LASIK(准分子激光原位角膜磨镶术)、SMILE(全飞秒微小切口基质透镜切除术)等,其中一些手术也有应用于儿童屈光参差性弱视的报道。但这些手术并不能阻止高度近视造成的眼底病变的进展。

因此,对于儿童高度近视,目前从病因方面的治疗包括后巩膜加固术,它以机械作用控制眼轴的不断延长,通过加固材料植入后发生的组织病理学变化,对巩膜起到机械加固作用,阻止眼球轴性增长,并改善后极部视网膜和脉络膜血液供应,延缓病变的进展。这在国内外都有报道,并取得了一定的效果。

远视眼与老花眼一样吗？

远视眼与老花眼不一样。远视眼是由于屈光不正造成的看远看近都不清楚,但是远视眼的调节功能是正常的;而老花眼是由于随着年龄增长(40岁以后)造成的晶状体硬化、老化的生理现象,从而引起眼的调节功能逐渐下降,出现阅读等看近困难,但是看远是清楚的。

散光能治好吗?
长大以后可以用激光治疗吗?

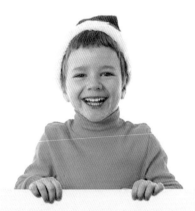

目前散光无法根治。成年后或许通过激光可以根治部分低度散光,但是中高度散光很难完全手术根治。成年后低度散光可根据情况考虑要不要长期戴框架镜,中高度散光还是应该坚持戴镜矫正,可以选择框架眼镜,也可以不戴框架眼镜而选择散光角膜接触镜镜片,更加外形美观、视觉清晰。

高度散光是圆锥角膜吗?

很多家长担心孩子的高度散光就是圆锥角膜,对孩子的视力造成不可逆损害,其实两者是完全不同的两个概念。散光是指两条垂直相交的子午线光线,都不能聚焦于视网膜上。屈光度 >4.00D 者称

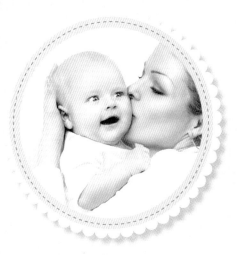

为高度散光。对高度散光,原则上应尽量矫正。通常有高度散光者往往仅有视力模糊。而圆锥角膜是以角膜扩张、中央变薄向前凸出、呈圆锥形为特征的一种眼病。它常造成高度不规则近视散光,晚期会出现急性角膜水肿,形成瘢痕,视力显著下降。多于青春期发病,缓慢发展。高度散光并不可怕,并不是所有的高度散光就是圆锥角膜,要及时带孩子到医院就诊,选择合适的治疗方法。

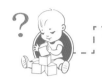

弱视与近视有何不同?

弱视与近视虽然都表现为视力降低,但它们是完全不同的两种疾病。因为近视患者的逐渐增多及低龄化,使"近视眼"深入人心,孩子视力异常,家长首先想到的就是"近视了"。近视的医学概念是"平行光线经眼的屈光系统的屈折成像在视网膜前",可以通过散瞳验光证实,孩子戴镜视力一般都是正常的。可见近视是眼屈光系统不能清晰成像的问题,视功能是正常的。而弱视是一种功能异常,它的医学定义是"由于单眼斜视、屈光参差、高度屈光不正以及形觉剥夺等异常视觉经验引起的单眼或双眼最佳矫正视力低于相应年龄正常儿童,且眼部检查无器质性病变"。就是说孩子戴上眼镜后视力仍旧不正常。仅仅戴镜是不够的,还需要及时做弱视治疗。

弱视孩子做视功能检查
有什么作用？

　　弱视孩子的最主要的疾病表现就是矫正视力不良。但每次到医院复查,医师除了在给孩子做视力检查之外,都会让孩子去做一些其他的检查。这些检查有什么作用？这些检查一般都是同弱视相关的功能检查,因为弱视不仅影响视力,还会对一些功能造成影响,如:对比敏感度、立体视觉、噪声视力等功能。做这些检查不仅有助于医师全面了解孩子的病情,还有助于医师针对孩子的病情制订恰当的治疗方案。

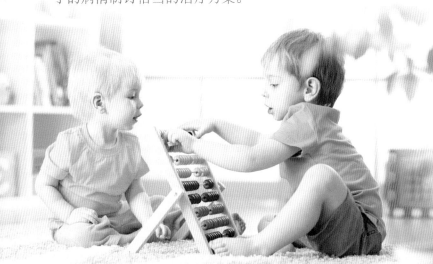

视力发育迟缓的孩子会有弱视吗？

视力发育迟缓和弱视都表现为视力低常，但前者的眼科相关检查结果都在正常范围之内，后者却会发现一些问题。这些问题通常也是引起弱视的原因，例如：屈光不正、屈光参差。对有弱视的小朋友需要积极治疗，而视力发育迟缓的孩子可以暂时先观察。但切不可弃之不管、任其自由发育。要定期到医院检查，直至观察到其由视力低常儿成长为正常发育的孩子才可以。

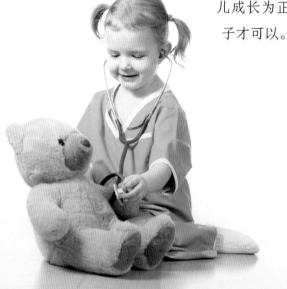

弱视孩子戴上眼镜
还能摘下来吗？

很多弱视孩子都要戴眼镜做弱视治疗,这是因为他们大多都有屈光系统的问题,屈光不正是引起弱视的原因,治疗期间要坚持戴镜。家长们常常会有疑问:弱视治疗好了以后能摘掉眼镜吗? 首先需要明确的是:弱视治疗提高的是戴镜视力,而非裸眼视力。就是说弱视治疗好了以后戴镜视力正常了,不戴镜的视力不一定正常。眼镜是否能够摘下来要看孩子的裸眼视力,或者说屈光状态,因为不同的屈光状态发展方向不同,最后的转归也不一样。例如:屈光状态为近视时,近视随年龄增长一般会逐渐加深;屈光状态为散光时,病情较为稳定,一般随年龄增长变化不大,这样的屈光异常摘掉眼镜的可能性不大;而屈光状态为远视时,远视会随孩子的成长逐渐降低,中度远视的孩子有可能摘掉眼镜。弱视治愈后,医师一般不会再强调坚持戴镜,偶尔摘掉眼镜也是可以的。

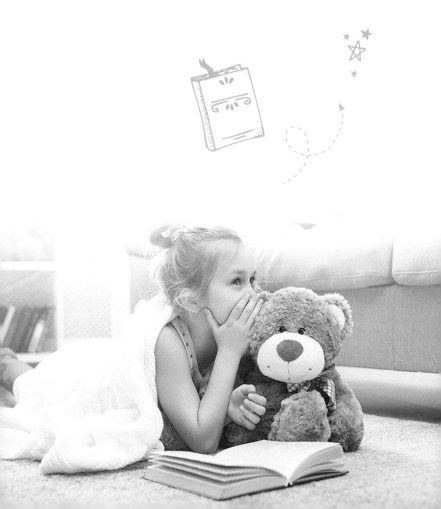

弱视能治疗吗？

　　答案是肯定的，弱视是可以治疗的疾病。治疗的过程可能较为漫长。弱视的形成非一朝一夕，弱视的治疗当然也就很难"速战速决"。弱视治疗的首要原则是早发现、早治疗。弱视是在发育时期形成的疾病，是各种原因在儿童视觉系统的发育过程中影响其正常成长而形成的疾病。关注儿童早期的视力筛查，尽早发现，及时治疗，至关重要。

　　弱视治疗的另一个原则是持之以恒。大多数弱视患儿都会有屈光系统的问题，需要在小小年纪就戴上眼镜。另外,各种治疗方法都需要孩子天天练习,一年甚至几年不间断。还要定期到医院复查,调整治疗方案,适时重新验光,更换眼镜。不仅是对孩子,更是对家长的耐力的考验。

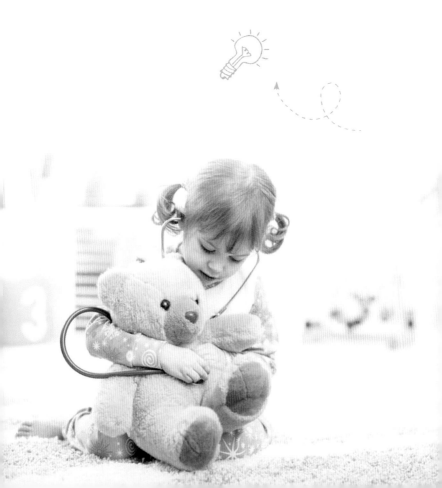

弱视和斜视先治疗哪个?

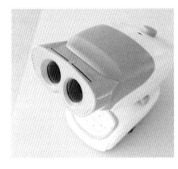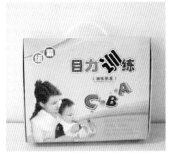

　　如果孩子同时患有斜视和弱视,一定要首先治疗弱视,待双眼视力基本相当后再治疗斜视。对不能配合视力检查的婴幼儿,要观察斜视是否在双眼对等出现,即:孩子是否是一会儿左眼斜,一会儿右眼斜,如果双眼斜视出现的概率和时间基本差不多,这表明双眼的功能大致相当。在这种情况下才可以手术治疗斜视。对斜视经常或恒定出现在一只眼睛的孩子,术前做一些相应的弱视治疗是很有必要的。治疗的目的是抑制注视眼,强迫使用斜视眼,使双眼能有比较相当的功能,为斜视手术创造条件。

　　当然,也不可一概而论。有些情况的斜视对高级视

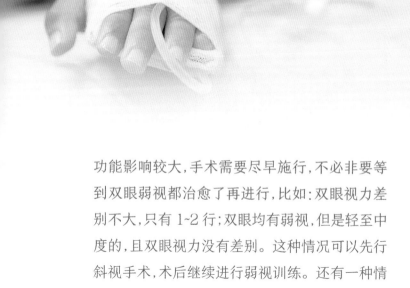

功能影响较大,手术需要尽早施行,不必非要等到双眼弱视都治愈了再进行,比如:双眼视力差别不大,只有 1~2 行;双眼均有弱视,但是轻至中度的,且双眼视力没有差别。这种情况可以先行斜视手术,术后继续进行弱视训练。还有一种情况是患儿年龄偏大,弱视已没有治愈的可能,为改善外观,可以先手术矫正斜视。

近视性弱视应怎样合理安排
弱视治疗?

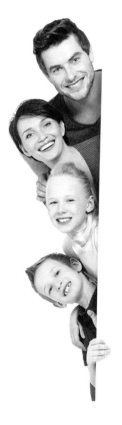

近视性弱视的治疗会让医师和家长陷入两难的境地。一方面孩子近视了,需要尽量避免近距离用眼、疲劳用眼。一方面弱视治疗就是要让孩子去锻炼用眼。但近视与弱视相比,近视已成定局,无法改变,而弱视却是可以尝试去改变、去治疗的。所以,配镜后让孩子坚持佩戴一段时间,如视力无提高,可以适当地做一点弱视治疗。在治疗中可以先从功能训练开始,尽量少安排精细作业。治疗时间也可以适当缩短,中间适当增加休息时间。

小孩弱视经治疗后矫正视力已达
1.0,还需继续治疗吗?

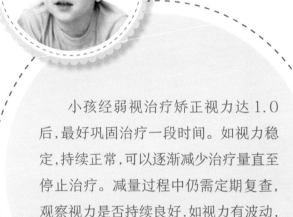

　　小孩经弱视治疗矫正视力达 1.0
后,最好巩固治疗一段时间。如视力稳
定,持续正常,可以逐渐减少治疗量直至
停止治疗。减量过程中仍需定期复查,
观察视力是否持续良好,如视力有波动,
可能还需要继续治疗。

小儿弱视总是反复该怎么办?

弱视的反复一般都同治疗中的不能持之以恒、不能严格遵照医嘱有关。例如:屈光参差引起单眼弱视,通常需要遮盖健康眼,训练弱视眼。因双眼视力相差悬殊,健康眼遮盖后患病眼视力不良,影响孩子对治疗的配合,甚至偷看,导致患病眼治疗效果不佳。又如:治疗过程中视力逐渐进步,孩子上学了,每天需要写作业,减少了训练时间,家长也放松了监督,弱视反复了还浑然不觉,学校体检时发现视力下降才急忙到医院复查。

弱视治疗是一个长期的过程。在治疗期需要每天坚持训练、按时复查,当视力提高到正常后治疗进入巩固期,仍要持续一段时间。当视力稳定在正常水平后可以逐渐减少训练量,直至停止治疗。在治疗减量的过程中要定期到医院复查,在医师的指导下进行,并且在治疗停止后的一段时间仍要定期观察病情,及时散瞳验光,更换眼镜。

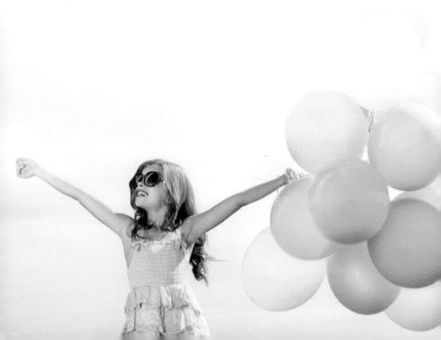

儿童屈光参差性弱视
能做准分子激光手术吗?

普遍的观点认为准分子激光的屈光矫正手术仅仅适用于成人,而在某些特殊的情况下,准分子激光的屈光手术同样可以应用于儿童,目前对于屈光参差性弱视的治疗,遮盖是传统的治疗方法,常用配镜、遮盖、弱视训练的综合治疗方法。由于遮盖治疗经常可能伴有单眼视力下降,还经常伴随部分或全部的立体视觉的损害。虽然视力下降可以通过去遮盖在某种程度上有所恢复,但立体视觉却很难恢复。同时,有部分患儿不愿意遮盖治疗,错过了治疗的最佳时间,视力和立体视觉很难恢复。而框架眼镜作为传统的治疗方法,由于成像质量存在较大像差的干扰,使治疗效果受到局限。

通过激光手术,部分患儿可以对于屈光度较高眼进行全矫正,视网膜上模糊的物像变得清晰,异常的视觉刺激转变为正常的视觉刺激,因此解除了弱视眼的形觉剥夺,视觉通路和视觉皮层的功能才能充分地恢复正常,为立体视觉功能的发育提供条件,从而缩短弱视治疗的时间。

因此,儿童屈光参差性弱视能够做准分子激光手术。

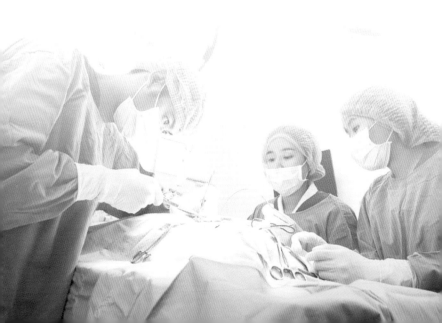

孩子一旦确诊为斜视，
应该怎么治疗？

您的孩子如果在医院确诊为斜视，应该尽早地积极治疗。根据不同诊断具体治疗措施如下：

❀ 外斜视：

◎ 散瞳验光（根据不同年龄阶段选择散瞳方式）明确屈光不正、屈光参差的度数等，戴镜矫正视力。

◎ 积极治疗弱视。

◎ 双眼矫正视力平衡后，对于斜视度大、立体视觉受损的孩子，选择手术治疗；对于斜视度小或隐斜视、立体视觉正常的孩子，可以暂时观察。

❀ 内斜视：

◎ 阿托品散瞳验光，明确屈光不正的性质及度数：对于远视应佩戴足矫正眼镜矫正；对于近视，应佩戴低矫正眼镜。

◎ 戴镜复查眼位:戴镜后内斜视完全矫正,为调节性内斜视,坚持戴镜即可;戴镜后内斜视不能改善或者不能完全改善者,为非调节性内斜视或部分调节性内斜视。

◎ 弱视治疗。

◎ 对于部分调节性内斜视或非调节性内斜视,视力达到平衡、双眼能够交替注视后,需要手术治疗。

⚙ 麻痹性斜视:先天性者首选手术治疗,后天性者针对病因治疗,斜视度稳定 6 个月以上者进行手术矫正斜视。

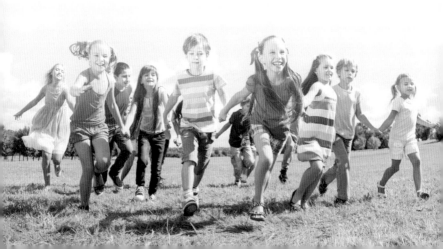

视力好的儿童会患斜视吗?

视力好的儿童也有可能会患斜视,所以,如果您的孩子视力没有问题,也不要忽略进行斜视的筛查,以免耽误治疗,影响孩子立体视觉的发育。

此类最常见的斜视为间歇性外斜视。顾名思义就是间歇性出现的外斜视,孩子在生病、情绪不好、哭闹、早晨刚起床、困倦、看电视、强烈阳光照射时容易表现出来,这种斜视是由于控制双眼融合能力的大脑中枢出了问题,融合能力变差时,斜视便表现出来,一旦融合功能失代偿,则表现出显性的、共同性外斜视。此类斜视视力可以维持正常。

还有一些内斜视,双眼可以交替注视、交替斜视,可以不伴有弱视;一些麻痹性斜视,比如儿童最常见的先天性上斜肌不全麻痹,表现为歪头视物,双眼视力也可以正常。

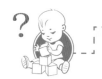

斜视一定要手术治疗吗?

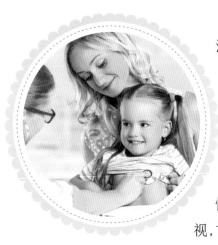

斜视是否要手术治疗,因斜视种类不同而定。

儿童斜视常见的主要有外斜视、内斜视、麻痹性斜视等。

外斜视包括间歇性外斜视和恒定性外斜视,首选手术治疗。

内斜视分不同情况。调节性内斜视通过阿托品散瞳验光,足矫正配镜即可控制眼位正常;戴镜后内斜视不能改善或者不能完全改善者,为非调节性内斜视或部分调节性内斜视,需要弱视训练双眼视力平衡后手术矫正剩余部分的斜视。

先天性麻痹性斜视,如上斜肌不全麻痹,首选手术治疗;后天性者针对病因治疗,斜视度稳定6

个月以上者手术矫正斜视。

隐性内斜视、外斜视、垂直斜视,因为没有症状或立体视觉没有影响,可以暂时观察;有症状者或者斜视度很小不适合手术者,可以佩戴三棱镜矫正。

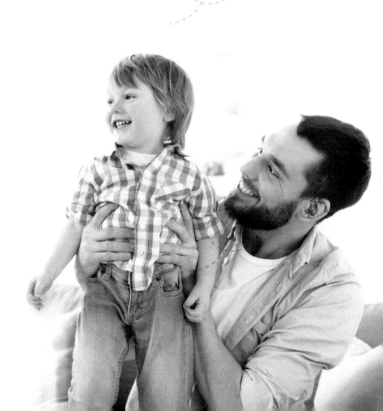

儿童眶壁骨折为什么会歪头？

眼眶是由七块颅骨组成的四面锥体结构，尖朝里、底朝外。它就像是一个房子，里面住着眼球及同眼的功能相关的眼外肌、血管、神经、眶脂肪等组织、结构。眶壁骨折是在外力的作用下眼眶的组成骨发生了断裂，就像房子的墙出现了裂缝，眼眶内的组织、结构会卡在裂缝里动弹不得，形成我们所说的嵌顿。如果裂缝中嵌顿了肌肉组织，势必会对眼球运动造成影响，患儿会有复视、眼球运动障碍的表现。通常在这种情况下患儿会采取一些特殊的头部姿势，如歪头、侧面等来尽量减小受伤带来的不适。因受累肌肉不同，头部姿势也会有所不同，统称为代偿头位。

眼球震颤是不治之症吗?

眼球震颤主要可以分为两大类,一类是原发的先天性眼球震颤,另一类是由于中枢疾病、内耳疾病以及眼科疾病引起的继发性眼球震颤。

所谓不治之症,是指任何治疗手段都无效的疾病,而眼球震颤虽然是一种难治性疾病,但在一定程度上是可以治疗的。

对于继发性眼球震颤,主要治疗方法是消除原发病。

对于先天性眼球震颤,治疗的目的不是消除眼震,而是减轻眼震以及改善由于眼震带来的一系列并发症,如斜视、代偿头位、集合阻滞等。

经过一系列治疗后,眼球震颤患者视功能及生活质量大多能得到一定程度的改善。

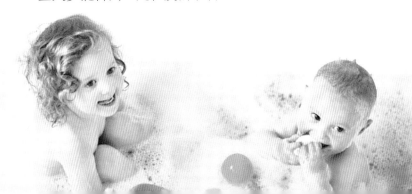

眼球震颤只是眼睛的问题吗？

眼睛的问题引起的眼球震颤主要是由于先天发育异常或生后早期患病引起的，包括先天性白内障、白化病、黄斑缺损、脉络膜缺损、视神经发育异常。

脑干、小脑及脊髓等处的病变均可引起眼球震颤，主要表现为水平、旋转或垂直冲动性震颤，常伴有其他中枢神经系统损害的症状和体征。

内耳迷路器、前庭神经、前庭神经核的任何部位的损害均可引起水平或旋转冲动性的眼球震颤，多伴有眩晕和听力障碍等。

癔症性眼球震颤：表现为各种无规律的眼球震颤，多为水平型。

中毒性眼球震颤：巴比妥和酒精等药物中毒或急性传染病也可以导致眼球震颤。

眼球震颤会不会遗传？

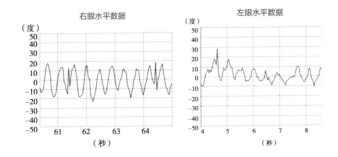

先天性眼球震颤是一种具有遗传倾向的疾病,遗传方式包括 X 连锁、常染色体显性遗传、常染色体隐性遗传等。另外,某些眼部疾病或 X 连锁遗传病也可以表现为眼球震颤,例如白化病、全色盲等。部分散发的眼球震颤患儿可能是由于基因发生突变导致,常以常染色体显性遗传的方式传给后代。所以建议有眼球震颤家族史的患者在生育前进行遗传学咨询,最大可能地避免眼球震颤再出现在下一代身上。

哪些眼球震颤可以手术治疗？

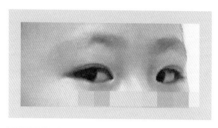

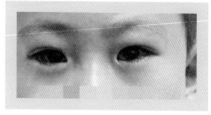

以下类型的眼球震颤可以手术治疗：

🌼 合并水平代偿头位，即视物时面左转或面右转。

🌼 合并垂直代偿头位，即视物时下颌上抬或内收。

🌼 合并旋转代偿头位，即视物时头向左肩或右肩倾斜。

🌼 合并斜视。

🌼 合并集合阻滞现象，即看近时震颤减轻。

⚙ 震颤阻滞综合征,表现为合并内斜视的水平性眼球震颤,一般用内转眼注视,可以合并代偿头位。

⚙ 同时合并以上症状的复合型。

无上述症状的眼球震颤,可以进行本体感受器切除手术,减轻眼球震颤的强度。

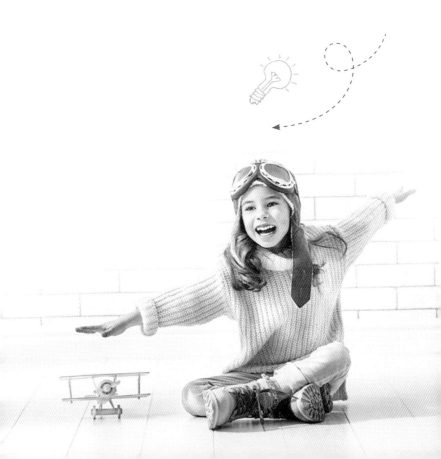

哪些眼球震颤不能手术治疗？

以下类型的眼球震颤不能手术治疗：

🌸 耳源性的眼球震颤。

🌸 中枢性的眼球震颤。

🌸 特殊类型的眼球震颤，包括癔症性眼球震颤、中毒性眼球震颤等。

🌸 手术指征不明确的眼球震颤。

🌸 代偿头位经常发生变化的眼球震颤。

🌸 隐性眼球震颤，这种类型的患儿在遮盖一只眼睛的时候才会出现震颤现象。

🌸 眼底有严重病变，视力十分低下，这种情况即使做了眼震手术也不会有明显改善。

🌸 全身情况不允许全麻手术者。

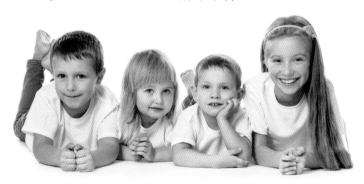

为什么有些先天性眼球震颤患儿需要佩戴两副眼镜?

眼球震颤的孩子首先要进行散瞳验光,看是否存在近视、远视或散光现象,如果有这些情况,首先要先进行配镜矫正,也就是说要先戴上近视、远视或散光眼镜。

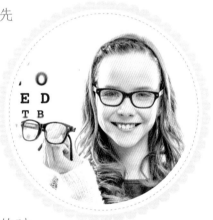

如果孩子在看近处的时候眼球震颤现象减轻,说明存在集合阻滞现象,这种情况下孩子需要戴双眼底向外的三棱镜。

如果孩子有歪头看东西的情况,说明存在代偿头位,这种情况下需要佩戴矫正头位的三棱镜。

如果孩子同时存在屈光不正以及集合阻滞或代偿头位,就需要佩戴两副眼镜,其中一副用于矫正屈光不正,一副用于诱发集合阻滞或改善代偿头位。

先天性眼球震颤能治愈吗?

先天性眼球震颤是一种原因不详、表现复杂、危害较重而且难以治疗的先天性眼病,这种以眼部表现为主的疾病,虽然不属于常见病或多发病,但在临床上并非罕见。

先天性眼球震颤主要表现为生后早期出现,伴随不自主的、节律性的、往返摆动的眼球运动。这种摆动性的眼球震颤不能受意识的控制,也就是说,正常情况下我们可以自己控制眼球的运动,而在眼球震颤患者,主观上是无法使得眼球震颤停下来的。

先天性眼球震颤治疗的主要目的不是消除眼球震颤,而是通过各种方法减轻眼球震颤的程度,改善视力,矫正代偿头位,提高视功能及生活质量。

总而言之,先天性眼球震颤是一种不能治愈、只能改善的疾病。

小睑裂综合征可以治疗吗?

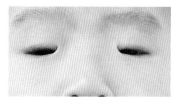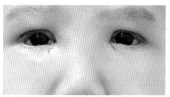

　　先天小睑裂综合征又称 Komoto 综合征,或睑裂狭小-上睑下垂-反向内眦赘皮综合征,是一种常染色体显性遗传性疾病。其临床体征为睑裂狭小,鼻梁低平,内眦间距增宽,反向内眦赘皮,上睑下垂。

　　小睑裂综合征是可以治疗的。眼睑手术需要分期治疗:

　　Ⅰ期:双眼内眦开大术。

　　Ⅱ期:双眼外眦开大术(仅对于个别患儿,在内眦开大术后睑裂长度仍<16mm 者)。

　　Ⅲ期:双眼上睑下垂矫正术。

　　部分患儿同时合并有斜视、弱视等可行斜视矫正术,术后积极治疗斜视及弱视等。

先天性小眼畸形及
无眼畸形的孩子可以治疗吗?

先天性小眼畸形及无眼畸形是一种临床少见的眼球发育畸形,通常合并其他眼部发育异常。即使患儿眼球再小,也不建议早期行眼球摘除手术。否则大小一成不变的义眼片与眼球发育增长规律不相符合,从而无法充分达到刺激眼眶发育的目的。

先天性小眼畸形及无眼畸形的孩子是可以治疗的,根据患儿畸形程度以及眼眶容积大小,规范、合理地佩戴义眼片尤为重要,且随着年龄增长,眼眶增长,间断更换义眼片,不仅可达到很好的治疗目的,同时也可改善眼的外观问题。

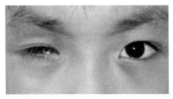
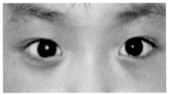

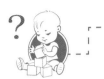

早产儿视网膜病变的
治疗手段有哪些?

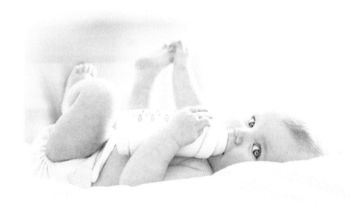

　　对于没有发生视网膜脱离的严重视网膜病变患儿,可以进行抗新生血管药物治疗和视网膜激光光凝(或冷凝)治疗,以促成增生的纤维血管消退,防止病变进展。而针对已发生视网膜脱离的视网膜病变患儿,则需要进行玻璃体切除术,但效果不太理想。

先天性白内障孩子容易出现
眼球震颤和斜视的原因是什么？

在婴幼儿出生后2~3个月,固视反射开始形成,随之开始形成色觉及立体视觉,在这一重要阶段,先天性白内障遮挡了孩子的视线,导致形觉剥夺性弱视形成,固视发育不良,眼球震颤形成。

双眼视觉形成必备条件之一是双眼的视觉知觉相等或相似,如果孩子单眼发生白内障,这就导致了单眼视力严重下降,双眼视觉平衡被打破,妨碍了双眼知觉性融合功能的建立,或者使已建立的功能遭到破坏,最终导致斜视的发生。Von Noorden 认为年龄越小的

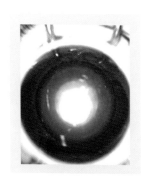

孩子,集合功能越强,随着年龄增长,集合功能慢慢减弱,因此生后出现先天性白内障的孩子容易出现内斜视,而年龄大的孩子由于外伤或其他疾病而后天获得的白内障,主要会发生外斜视。

在配角膜接触镜过程中父母应注意或了解哪些内容?

在配角膜接触镜过程中父母应注意或了解以下内容:

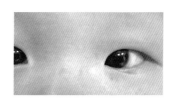

🌼 孩子父母应充分理解验配角膜接触镜的目的和戴镜过程中需要注意的问题,能够在验配和戴镜中积极配合。

🌼 孩子需要做眼部发育情况的相关检查。

🌼 为确定镜片参数需要做相关检查,如散瞳验光、角膜曲率等。

🌼 角膜接触镜试戴和评估:为孩子选择镜片试戴,调整至合适。

🌼 预订镜片。

🌼 取镜并学会如何摘戴、正确护理镜片、可能发生的问题以及紧急处理方法。

水汪汪的大眼睛
是先天性青光眼吗?

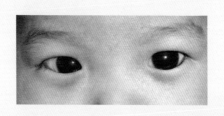

水汪汪的大眼睛不一定是先天性青光眼。首先要了解先天性青光眼的表现:

❀ 畏光、流泪、眼睑痉挛。

❀ 角膜扩张、白线状混浊。

❀ 眼轴增长。

❀ 视杯增大。

❀ 房角发育异常。

❀ 近视加重。

❀ 眼压升高。

❀ 视野缩小。

　　大角膜、高度近视眼、先天性青光眼都表现为"大眼睛"。眼睑内翻倒睫、泪道阻塞也可出现流泪或溢泪症状；先天性遗传性角膜内皮营养不良、角膜炎等疾病也可出现角膜混浊，需要与先天性青光眼进行鉴别。

　　诊断先天性青光眼前要先做泪道冲洗和眼科常规检查，然后测量眼压、角膜直径、角膜厚度、眼轴，检查房角、杯盘比值、视野，孩子不能配合时需要口服水合氯醛溶液或者在全麻下检查。

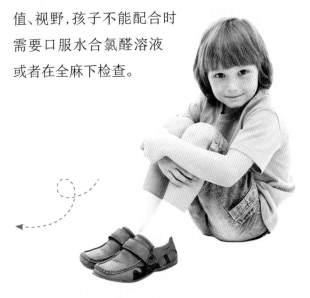

血管瘤患儿必须手术治疗吗？

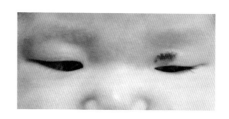

　　不一定。血管瘤患儿俗称为"草莓宝宝"，临床常见。对于多数长在眼睑眶周的血管瘤我们是不主张积极手术治疗的，一方面血管瘤具有自行消退的倾向；另一方面，由于面部是人体容貌的关键部位，眼睑眼眶周围的手术会造成明显的瘢痕，直接影响外观，并且有些血管瘤手术并不能切除干净，因此，不是一看到血管瘤就要手术。

　　目前血管瘤一线的治疗方法仍然是药物治疗，包括口服普萘洛尔、口服激素、局部注射激素或平阳霉素等。首都医科大学附属北京儿童医院眼科多年来通过局部注射治疗，治好了很多"草莓宝宝"。现在对于血管瘤的治疗方法更加丰富，更强调合理选择适应证,合理联合治疗,更能把每种治疗方法的优势发挥出来,有利于孩子的健康。目前比较流行的观点是:对于婴幼儿的血管瘤尽早采取非手术的办法治疗,促进瘤体尽早进入消退期,防止其长得过大。

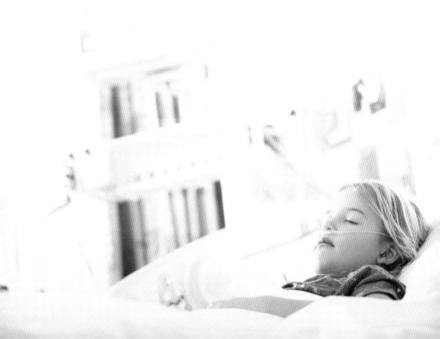

儿童视神经炎仅仅是"炎症"吗？

一些儿童视神经炎患儿的家长往往满不在乎：既然是"炎"症，消消炎不就好了吗？事实上并不这么简单。视神经炎也是一种常见的致盲性眼病。

视神经炎的病因包括：①病毒感染；②局部感染，如鼻窦炎、龋齿等；③脱髓鞘相关疾病等。

儿童视神经炎对皮质类固醇药物治疗敏感，早期、足量的应用不仅有益于疾病的控制，而且能减少复发的可能。同时，要进行病因治疗，早期要控制炎性反应，避免视神经纤维受累。同时给予血管扩张剂和神经营养支持治疗。如有感染，则可使用抗生素或抗病毒药物。

该病可以复发，治愈后要长期进行神经内科和眼科随诊，注意防止发生多发性硬化。另一方面，即使患儿的视力已经"恢复"，其色觉异常和相对性瞳孔传入障碍将永久存在。

哪些致盲性眼病是遗传的?

目前遗传性眼病对于普通老百姓来说是一个新概念,许多人对这类疾病的认知存在不同程度的误区。一些眼部先天性异常的病例往往不经意间就被误诊或漏诊,不仅会危害患儿的视功能,更会"祸"及下一代。

14 岁以下儿童盲及低视力的主要病因为先天性遗传性眼病,如先天性白内障、先天性小眼球小角膜、视网膜色素变性、白化病、视神经萎缩等。眼科遗传性疾病主要涉及 4 个种类:①视网膜视神经疾病;②眼外肌疾病;③白内障;④青少年青光眼。其中,遗传性视网膜、视神经疾病是最主要的致盲性眼病。如果患儿有青光眼、白内障家族史,尤其要注意眼睛的保健。如果发现孩子有夜盲、眼球震颤、不追物、不明原因的视力低下等异常情况应及时就诊,排除遗传性眼病。

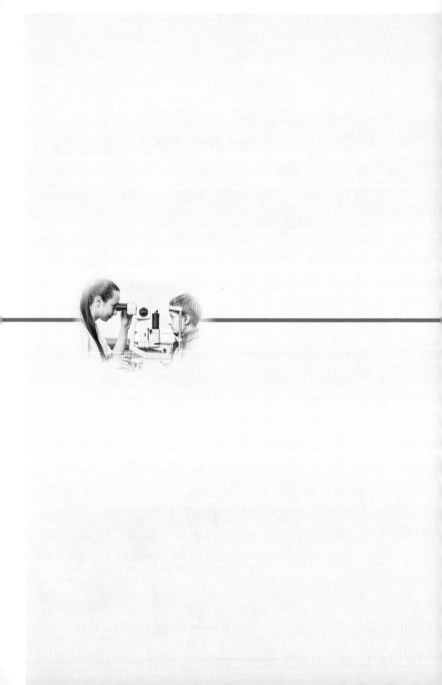

PART 3

住院患儿健康教育指导

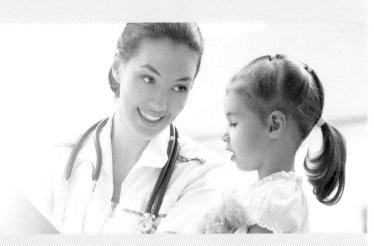

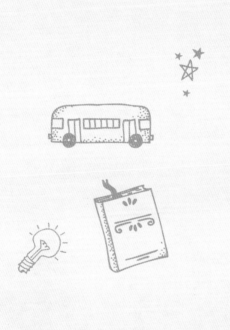

住院后如何能缓解
孩子的恐惧心理?

孩子对环境刺激的敏锐觉察能力是与生俱来的。怎样减轻孩子的恐惧心理? 首先家长要调整自身情绪,家长要积极面对现实,消除自身的紧张情绪和抵触心理,避免不良情绪潜移默化地传递给孩子,增加孩子的恐惧心理;其次要与孩子多沟通,无论孩子年龄多大,都应用孩子能听懂和接受的语言多鼓励多安慰,特别是在各种检查治疗前,对 3 岁以上的孩子应尽量沟通,引导其与医护人员交流配合,而不要欺瞒孩子,此外可以带些孩子喜欢的玩具、听孩子喜欢的音乐和 故 事 等转移其紧张情绪。

全麻手术会影响孩子
智力发育吗?

儿童手术绝大多数是在全身麻醉下进行的,在儿童医院"全麻"已经是"家常便饭"。可是对于家长来说,可能会顾虑重重:"麻醉有危险吗? 会不会影响孩子的大脑,以后智力会不会下降? 麻醉师的交代好可怕,这些风险都会出现吗? "这几乎成了家长必问的问题,那么麻醉到底有没有风险?

作为可以择期进行的眼科手术,全麻都会选择在孩子全身情况好,没有感冒、发热,体检各项指标合格的时候进行,麻醉的安全性是相当高的。目前儿童常用的是吸气式麻醉,即采用七氟醚通过面罩吸入麻醉,孩子不用扎针,麻醉诱导快;手术结束后,减少麻醉药供给,药物很快就从呼出的气体中排出,孩子逐渐清醒,不会有恐惧、挣扎,手术安全性也会提高。对于复杂的手术,麻醉师会给孩子建立静脉通道,辅助使用一些静脉的麻醉药物,保证手术过程的平稳。整个过程中,孩子全身的呼吸、血压、血氧含量等都是在严密监控下的,出现麻醉意外的可能性微乎其微。目前全世界还没有明确的资料报道,麻醉对智力有直接影响。家长应按照术前要求,保证孩子全身状况良好,术前按要求禁食、禁水,避免麻醉过程中孩子呕吐造成误吸,发生危险。

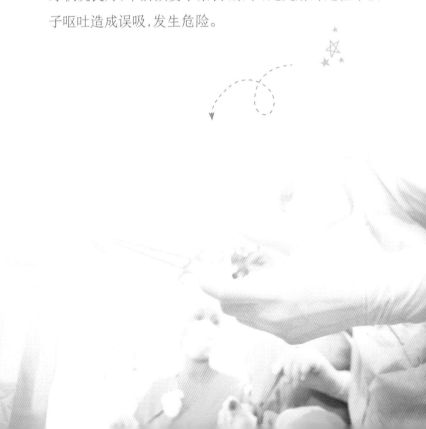

七氟醚使用的优劣势有哪些？

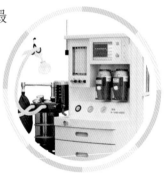

七氟醚为现今国际上最新高效吸入性麻醉药。它是一种无色透明、有香味、无刺激性的挥发性液体。相比较传统的气管插管麻醉技术，七氟醚吸入麻醉的优势在于：

🌼 其无色透明，微带香味且对呼吸道无刺激，容易为小儿接受。

🌼 不需要打针，只需面罩输送气体即可起效，孩子不会恐惧哭闹，应用起来安全舒适，家长也容易接受。

🌼 麻醉起效快，苏醒迅速，术中麻醉深度容易调节，不良反应少，通俗来说：孩子闻着甜甜的香味睡着了，手术做完就已经醒来了。

🌼 停药后患儿苏醒时间一般为 3~5 分钟，不超过 10 分钟，清醒完全，很少有再次入睡现象，无明显的恶心、呕吐、头晕、头痛、咳嗽、喉及支气管痉挛水肿等并发症。

⚙ 对脑血流、脑供氧几乎没有影响。

虽然任何医疗操作都有风险性,但是全身麻醉的风险很低,而七氟醚这种起效快、苏醒也快的吸入式麻醉风险就更低。全麻对大脑产生的麻醉影响也是短时间的,当麻醉结束,药物迅速通过呼吸排出体外,大脑的功能就会完全恢复正常。所以说,七氟醚吸入式全身麻醉是非常安全的。

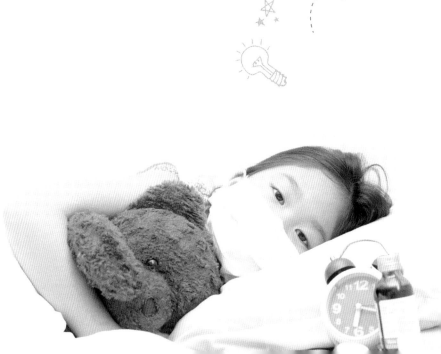

小儿眼部手术后护理应注意哪些问题?

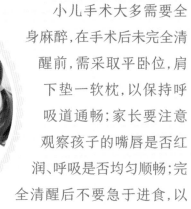

小儿手术大多需要全身麻醉,在手术后未完全清醒前,需采取平卧位,肩下垫一软枕,以保持呼吸道通畅;家长要注意观察孩子的嘴唇是否红润、呼吸是否均匀顺畅;完全清醒后不要急于进食,以免发生误吸;术后当日进食前应先饮少量温白开水,观察无不适再进食,宜少食多餐,吃易消化的软食;还需特别注意眼卫生,如果医师允许,可用无菌棉签擦拭眼泪,保持术眼清洁,不用手或毛巾擦拭泪;术后不要过度用眼,遵医嘱戴眼镜;术后 7 天以内不用水洗脸;术后避免剧烈运动;多吃蔬菜、水果,保持大便通畅。

睑板腺囊肿术后注意事项有哪些?

睑板腺囊肿术后应注意以下事项:

🌼 术后当天:压迫止血,尽量减少孩子哭闹以及剧烈运动,目的是减少出血以及红肿;尤其是对于有皮肤面切口的孩子,尽量不要撕扯纱布,避免感染以及皮肤缝线脱落。必要时可以给孩子做冷敷。

🌼 术后第1天:去医院换药,如无特殊情况,回家

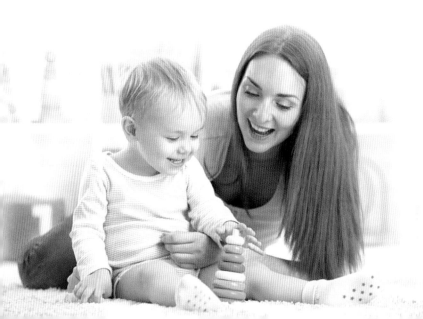

后即开始滴眼药消炎。对于有皮肤缝线的患儿,家长在滴药的时候应尽可能不碰及皮肤有缝线的眼睑,避免缝线脱落。继续冷敷 2~3 天。

✿ 术后 1 周内:坚持滴药,清淡饮食,保持大便通畅,多食富含维生素 A 和 C 的蔬菜、水果,有益于皮肤健康,尽量喝白开水。

✿ 术后 1 个月内:由于睑板腺囊肿容易复发、多发,建议定期复查,必要的时候做睑板腺按摩以及口服中药调理,避免复发。

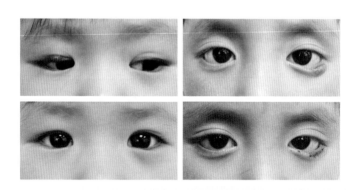

先天性鼻泪管阻塞如何治疗?

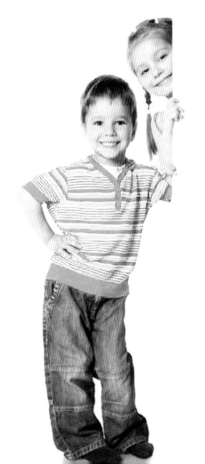

先天性鼻泪管阻塞是小儿眼科常见病、多发病。对于先天性鼻泪管阻塞的患儿,一般在生后 1~4 个月,医师会根据患儿的情况决定是否行泪道冲洗,一旦确诊可先进行按摩、滴药等保守治疗。

对于保守治疗无效、年龄较大(在 4~5 个月以上)者,或者经泪道探通手术失败或泪囊反复发生脓肿的患儿,应行泪道

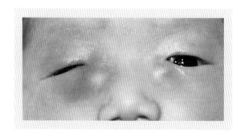

疏通联合插管手术。泪道插管手术是在泪道疏通的同时，在泪道内植入一个医用的纤细透明硅胶管，使阻塞的泪道畅通，并且将硅胶管在鼻翼处缝一个线环固定。

泪道手术顺利与否与患儿年龄、发病时间长短、炎症严重程度、是否有探通失败病史、泪囊脓肿是否反复发作等因素直接相关，因此家长也应该认识到，对于大龄、炎症重、脓肿反复发作、多次探通的患儿，可能出现一次插管手术后不通，或者仅一侧泪点、泪管通畅，或者拔管后再次阻塞并会存在需要二次手术的可能性。

儿童泪道手术后为什么还会流泪?

儿童泪道手术后流泪可能有以下原因:

🌼　大龄儿童,由于长期泪囊炎造成泪囊扩张,泪囊对泪液的"虹吸"作用消失。最终导致术后患儿仍流泪。

🌼　泪道内存在局部狭窄,部分程度的粘连。术后无法恢复,最终导致术后患儿仍流泪。

🌼　由于孩子不慎将泪道硅胶管拔出眼角,造成手术失败,导致术后患儿仍流泪。

🌼　泪道先天存在多处畸形的孩子,术后畸形处解剖结构难以完全恢复正常,导致术后患儿仍流泪。

🌼　手术拔管后形成新的阻塞,导致术后患儿仍流泪。

🌼　泪小点位置异常,不能正常发挥排泪作用,导致术后患儿仍流泪。

如何为"泪眼宝宝"选择泪道手术?

✿ 5个月以上患儿,以及泪道探通失败的各种复杂疑难泪道疾病患儿可以考虑行泪道探通联合泪道插管术。

✿ 5个月~1岁存在泪道狭窄的患儿可以考虑行泪道探通联合球囊管扩张术。

✿ 具有严重泪道狭窄和泪道畸形患儿,适合行泪道探通联合泪道插管和球囊管扩张术。

✿ 4个月~1岁单纯泪道阻塞患儿,可以考虑行泪道探通手术。

✿ 泪道严重畸形以及外伤、结膜炎导致的瘢痕性泪道阻塞可以考虑行泪道内镜+泪道激光+泪道骨钻+泪道插管四联泪道手术。

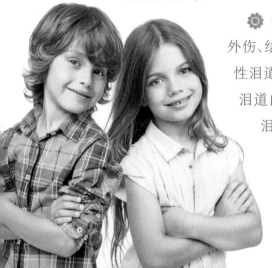

调整缝线技术如何治疗儿童斜视?

儿童斜视具有复杂多变、复发率高的特点,而且手术须在全身麻醉下进行,术中无法观察和调整眼位。首都医科大学附属北京儿童医院经过多年临床实践自创改良眼外肌后徙调整缝线技术,治疗效果非常好,使手术的一次成功率高达 90% 以上。

⚙ **适用范围**

◎ 孩子年龄小,检查不配合,可是又需要尽早手术,为孩子创造双眼视觉功能的发育条件。

◎ 孩子手术前斜视度数变化很大,不容易找到一个稳定的斜视度数。

◎ 孩子需要同时在两只眼睛上施行多条垂直肌肉和水平肌肉手术,或者垂直肌肉手术往往需要分两次手术。

◎ 特殊类型的斜视。

⚙ **操作要点**

◎ 术中将后徙的直肌两端缝线分别通过肌止端中心呈"八"字穿出,再通过相应结膜面穿出,调线区域涂以骨蜡,斜视尺在线上测量肌肉后徙量,黑丝线在测量点上打结形成调整环。

◎ 术中及术后 1~3 天内通过拉动调整环就可调整眼位,调整时如过矫正,可将黑线环向后牵拉,以减少肌肉后徙量;如欠矫正,可将黑色线环向前牵拉,以增加后徙量。

⚙ **优势**

◎ 与传统的调整线比较,表面麻醉下即可完成,调整灵活、自如。

◎ 患儿可配合,操作简便,安全可靠。

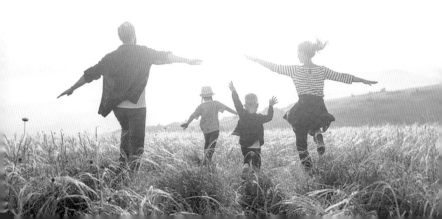

先天性内斜视何时手术好?

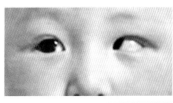

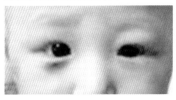

　　医学上,把生后即发生或者生后早期6个月内发生的内斜视称为"先天性内斜视",是一类非常特殊的和严重的斜视。很多家长以"孩子太小全麻风险太大"或者"孩子小斜视治疗效果不好"为由,拖延斜视治疗时间,殊不知这种做法是完全错误的。

　　国内外小儿眼科学界权威专家认为,由于先天性内斜视发病早,双眼视功能发育严重受阻甚至不能建立,手术应该越早越好。最佳手术年龄在6个月开始,2岁以前,此时矫正内斜视,可获得一定程度的融合功能和立体视觉;4岁之后,极少形成融合功能。所以大角度内斜视,如能交替注视且无调节因素时,应尽早手术。

尽早手术给孩子所带来的影响并不只是眼睛变漂亮了这么简单,把先天性斜视对孩子视觉发育的影响降到最低程度才是关键,有助于斜视孩子获得接近正常孩子的立体视觉功能。

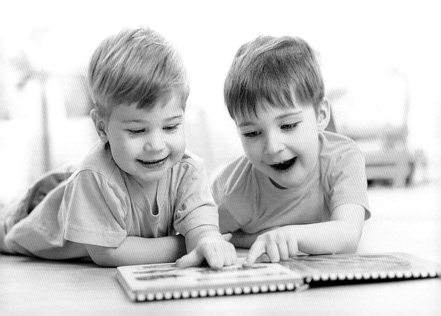

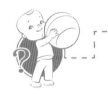

斜视为什么
需要两次或多次手术?

　　有些孩子,手术后出院时斜视度矫正非常理想,可是一段时间后家长会发现孩子的斜视发生变化,这是怎么回事? 眼球运动是由眼外肌控制的,斜视手术的原理是通过调整眼外肌的位置和强度矫正眼球的位置。然而有些孩子的斜视是由于大脑中枢对眼肌的控制能力有问题,手术后虽然眼睛可以矫正到正位,可是一段时间以后由于中枢控制能力差,控制孩子眼球的集合能力或者分开能力不好,斜视还会发生。手术后可以通过立体视觉网络训练防止斜视的复发,但是,即使在训练后,仍有一部分孩子的斜视会复发。间歇性外斜视和共同性外斜视术后有斜视回退现象。内斜视因立体视觉功能受损严重，术后易过矫正成为外斜。对于水平斜视合并垂直斜视、先天性内（外）斜视合并麻痹因素和特殊类型斜视，这些斜视复杂，需要手术的肌肉条数多，必须分两次或多次手术，或者术后斜视度数变化大，远期需要二次手术。

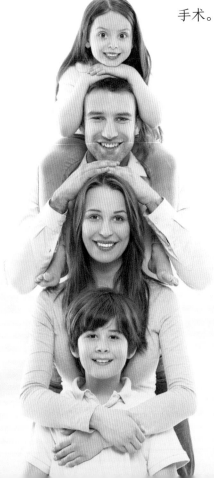
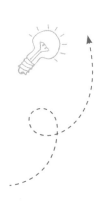

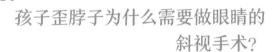

孩子歪脖子为什么需要做眼睛的斜视手术？

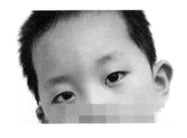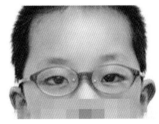

　　孩子歪脖子除了由颈部肌肉、颈椎发育异常或损伤引起外，还有一种是由于先天性眼部肌肉麻痹所造成的，它是由于眼外肌在某些方向运动障碍，造成复视（看东西有 2 个不重叠的影子），孩子为避免复视而产生的一种代偿反应，称为眼性斜颈。眼性斜颈最常见的病因是单眼或双眼的上斜肌麻痹。

　　但是，长期的歪头会为孩子带来许多不良后果。首先，是由于歪头带来的面部不对称、下颌骨的发育畸形；其次，是对颈部骨骼的影响，造成颈椎的侧弯。如果眼肌异常的情况长期不能得到改善，可能会造成更多的眼肌受累,长此以往,患儿将终生失去立体视觉功能。

因此,应该尽早进行眼肌矫正手术解决病因,并通过术后佩戴颈托纠正颈部异常的综合疗法,可以收到良好的治疗效果。

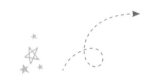

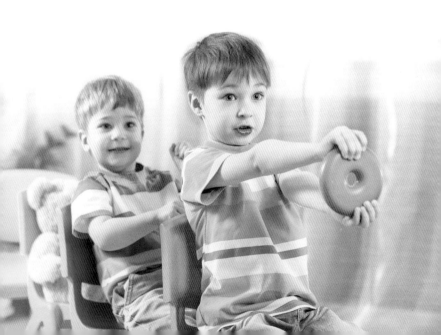

上睑下垂孩子何时该手术?

❀ **轻度上睑下垂**:不伴有屈光不正和／或斜视等眼疾,可以在孩子学龄后考虑手术,如果对外观没有特别要求者可以在学龄后甚至可以耐受局麻手术时再考虑手术矫正;如果伴有屈光不正和／或斜视,建议在学龄前矫正,之后行斜视或者屈光不正治疗。

❀ **中度上睑下垂**:不伴有屈光不正和／或斜视等眼疾,可以在孩子学龄前考虑手术;如果伴有屈光不正和／或斜视,建议在3岁左右矫正,之后行斜视或者屈光不正治疗。

❀ **重度上睑下垂**:不伴有屈光不正和／或斜视等眼疾,可以在孩子2~3岁考虑手术;如果伴有屈光不正和／或斜视,建议尽早手术矫正,之后行斜视或者屈光不正治疗。具体手术时间需要根据孩子的综合情况而定,对于重度上睑下垂,尤其合并斜视或屈光不正者,为避免遮盖性弱视,最早可以在孩子6个月时手术矫正,术后及早治疗弱视。

治疗儿童上睑下垂的 悬吊材料有哪些?

❀ E-PTFE：

优点：微孔孔径平均为 17~41μm，具有良好的生物相容性，与周围组织粘连程度轻，在人体内可长期存在，皮肤切口小，术后恢复快，排斥感染及复发等问题的发生率相对较低，眼睑迟落现象较其他术式明显缓解。

缺点：材料来源困难，费用相对较高。

❀ 自体阔筋膜：

优点：反应轻，组织相容性好。

缺点：切口大，取材部位在大腿，增加了手术创伤，产生瘢痕；低于 3 岁的儿童阔筋膜发育不完善，不易满足悬吊上睑的要求。

❀ 丝线：

优点：取材方便，费用低廉。

缺点:复发率高,易发生感染或肉芽肿。

✿ 硅胶管材料:

优点:弹性好,眼睑闭合不全发生率低。

缺点:易排斥,时间久后易老化,只能作为暂时的悬吊材料,不适合生长发育中的儿童。

✿ 异体阔筋膜、碳纤维、异体巩膜等材料,取材不便,组织相容性不好、易排斥,在临床没有很好的应用前景。

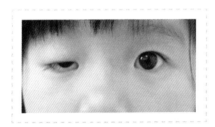

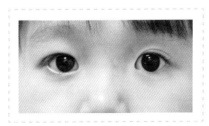

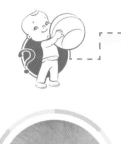

何时是眼角膜皮样瘤切除的最佳时机?

角结膜皮样瘤是一种类似肿瘤的先天性异常,属迷芽瘤。其来源于胚胎性皮肤,肿物表面覆盖上皮,肿物内由纤维组织和脂肪组织组成,也可含有毛囊、毛发及皮脂腺、汗腺。病变一般侵及角膜实质浅层,偶尔可达角膜全层甚至前房内。

角膜皮样瘤的治疗以手术切除为主,药物治疗无效。患儿年龄不是手术的主要评定标准,而是要看肿瘤大小及生长速度。如果肿瘤较小,生长慢,不影响视功能和外貌,可暂时观察。如肿瘤增大影响视力或影响外观,应手术切除。有的病例因侵及角膜深层,需联合行板层角膜移植,手术时间尽量选择在 11 月龄以上。患儿经过手术治疗,一方面可改善容貌,更重要的是可改善肿物遮挡所引起的散光、弱视。目前角膜皮样瘤切除联合板层角巩膜移植是最理想的手术方式。手术前后应及时验光配镜,以矫正散光,视力不良者应配合弱视治疗。

孩子患有白内障必须手术吗?

白内障就像一个窗帘遮在孩子的眼前,使孩子看不清外面的世界。

但是白内障是有轻重的,白内障在正中心、很致密,直径超过 3mm 的,就会把孩子的视线完全遮住,只能让很少的光线进入眼内,这就会导致孩子视力不能正常发育而造成形觉剥夺性弱视,进而出现眼球震颤、斜视,这种白内障要尽早手术。

如果孩子的白内障只是在周边,没有挡在眼睛的正前方,或者虽然在中心,直径 <3mm,很薄,对视力影响很小或者不影响,就没必要手术,只需定期观察是否进展就可以,同时应关注孩子视力发育的情况,必要时散大瞳孔以增加进入的光线。

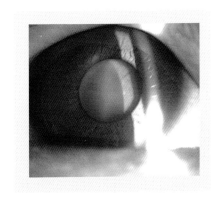

先天性白内障应该何时植入人工晶体?

❀ 对于 2 岁以上初诊的孩子,可以行白内障摘除联合一期人工晶体植入术。

❀ 双眼白内障的孩子一般家长发现较早,1 岁以内会来就诊,为保证视觉系统发育应先行白内障摘除术,术后通过佩戴眼镜矫正视力,待 2 岁以后行二期人工晶体植入手术。

❀ 单眼白内障的孩子一般就诊较晚,通常会在 1 岁多时就诊,由于戴镜矫正困难,在条件允许的情况下,尽早进行人工晶体的植入。6 个月 ~2 岁可以植入人工晶体。

❀ 对于 6 个月以下的宝宝一期植入人工晶体的再次手术率明显要高,再次手术主要是切除视轴上的后发障和瞳孔区的增生膜。因此,6 个月以下的宝宝一期植入人工晶体需要慎重。

为什么有时先天性白内障
手术以后还要进行激光治疗？

婴幼儿先天性白内障手术后发生后发障的概率远高于成人，现在多数先天性白内障手术中会切除或者撕除晶状体后囊膜，并进行前段玻璃体切割，这样可以使后发障的发生率大幅下降，但是仍有少部分儿童有后发障的发生。对于6~7岁以上能配合的儿童，可以激光切开后囊膜或者机化膜，但是对于无法配合激光治疗的婴幼儿，需要再次手术。

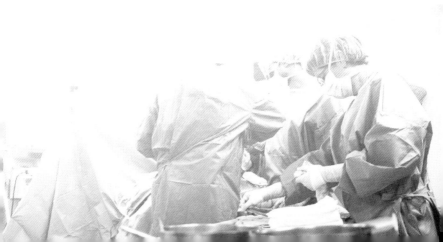

先天性青光眼
为什么需要手术治疗?

先天性青光眼是一种严重致盲性眼病。抗青光眼药物在儿童身上未做临床试验,安全性难以评价,如有不良反应患儿也不会自诉,因此,仅可作为短期的过渡治疗,或者用于不能手术的患儿。而且患儿用药后往往眼压仍有波动,甚至超过正常而不知道。

从手术效果来看,首次手术成功率高,尤其在 1~12 月龄,并且手术可以多次施行。一旦手术成功,眼压就会稳定。

原发性婴幼儿型青光眼原则上是一旦诊断应尽早手术。原发性青少年性青光眼早期首选药物治疗,中晚期需要手术治疗。

伴有其他发育异常的青光眼需综合考虑其他异常所带来的问题决定治疗方案。继发性青光眼首先是针对原发病的治疗，药物治疗不理想时，应及时行手术治疗。

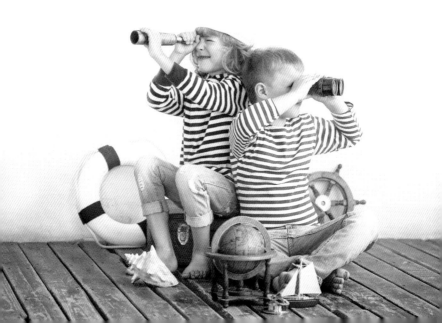

孩子得了视网膜母细胞瘤
必须做眼球摘除术吗？

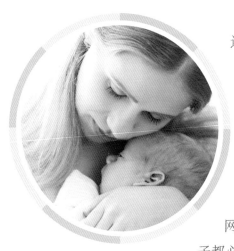

无论是医师还是患儿的家长首先应该明确的是,视网膜母细胞瘤的治疗应该是个性化的。因此,并非所有确诊视网膜母细胞瘤的孩子都必须要做眼球摘除手术。视网膜母细胞瘤的治疗方案制订应该根据该患儿的年龄、单眼抑或双眼发病、眼内肿瘤的分期以及肿瘤是否已发生全身转移等因素来综合考虑。任何一项治疗措施应该遵循的原则和层次应该是:首先考虑保护生命,其次考虑保留眼球和视力,最后需要考虑保护外观。眼球摘除术目前仍

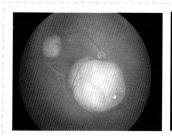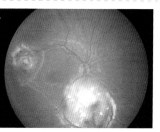

是治疗晚期眼内肿瘤的主要方法,其在视网膜母细胞瘤的适应证是单侧广泛播散的眼内肿瘤(玻璃体或视网膜下种植),以及双眼病例中视力无法保留的一只眼。

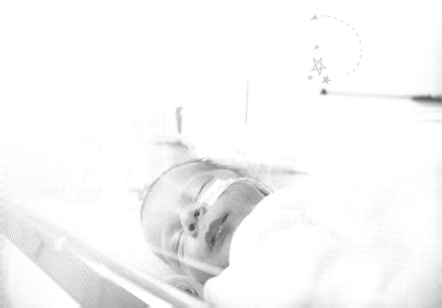

视网膜母细胞瘤患儿眼球摘除术后要做些什么？

视网膜母细胞瘤患儿眼球摘除术后的护理和复查非常重要。首先，术后手术的眼睛应滴抗生素和消炎眼药水每天 3 次及使用抗生素药膏每晚 1 次，连续 2~3 周左右，局部无红肿及眼部无分泌物后可停止滴药；术后早期眼部轻度红肿属于正常现象，家长不用紧张，如果出现严重的局部红肿，分泌物显著增多，应及时到医院就诊；术后 1 个月就可以佩戴眼片了；术后还应按要求定期到医院随诊，做眼底检查及化疗，一旦出现复发应及时住院治疗。

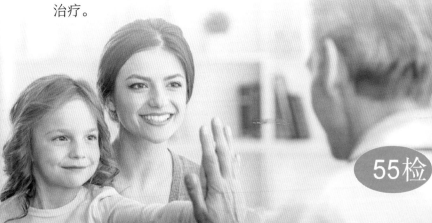

55检